研修医・若手医師必携！
神経内科医・脳外科医・放射線科医も臨床で使える

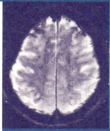
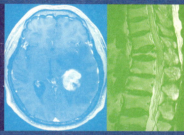

専門医試験の画像問題に自信がもてる！

脳・脊髄の画像診断

監修
原田 雅史
徳島大学大学院医歯薬学研究部
放射線医学分野 教授

編集
里見 淳一郎
徳島大学大学院医歯薬学研究部
脳神経外科学分野 准教授

藤田 浩司
徳島大学大学院医歯薬学研究部
臨床神経科学分野

山本 伸昭
徳島大学大学院医歯薬学研究部
臨床神経科学分野

阿部 考志
徳島大学大学院医歯薬学研究部
放射線医学分野

"鑑別診断力"を磨く厳選22題

MCメディカ出版

推薦のことば

　中枢神経系のMRI画像診断の進歩は著しいが，診断に迷う症例もいまだ多く，絶えず臨床症状や他の検査所見などを参考に鑑別診断を行っているのが現状であろう．中枢神経疾患は，脳血管障害や脳腫瘍，外傷のようなcommon diseaseの他に，炎症や免疫性疾患，先天異常や代謝疾患，原因不明の難病，全身性疾患による脳への影響など多種多様である．当然，疾患ごとに治療法が大きく異なっており，診断の遅れや見逃しは致命的な結果や不可逆的障害を残すなど，たいへん危険である．

　本書は，診断に苦慮する症例や珍しい症例，よくある疾患だが特異な画像所見を呈する症例などを厳選し，部位別や難易度別にまとめられ，正しい診断に至るためのknow howが極めてわかりやすく述べられている．編者の面々は毎週，徳島大学病院の神経放射線カンファレンスを盛り上げる中心的メンバーであり，日ごろのカンファレンスのなかから印象深い症例や診断に至ったポイントなどを蓄積してきた結果，各症例の選択や内容には現場の臨場感が溢れて興味深い内容となっている．症例ごとに病歴や現症，検査所見が簡潔に述べられ，MRI等の画像が提示された後に，「診断は何か？」というようなクイズ形式で質問する構成なので，読者は一度自分で考えて診断することになり，自分の理解度や実力も評価できる．

　症例の診断の種あかしは単に診断名を上げるだけでなく，"Discussion"として診断に至るプロセスや考え方が要領よく述べられており，さらに各症例の疾患概念や位置付け，治療法から予後に至るまで，図や表を使って懇切丁寧に解説されており，読みやすく興味をそそる内容となっている．また症例ごとに内容が完結しているので，どこからでも気軽に読むことができ，読者に優しい構成である．上級者にも専門医前の若手にも大いに勉強になる本であり，中枢神経系の病気を扱うすべての臨床医にぜひお勧めしたい．

徳島大学大学院医歯薬学研究部脳神経外科学分野教授　**永廣信治**

監修のことば

　徳島大学病院では，2004年に本邦で最も早く臨床用3T MRI装置を導入し，また当時国立大学病院としては珍しいStroke Care Unit（SCU）を設立して，脳卒中等の緊急検査においてもMRIを施行するようになっていた．SCUでは，脳神経外科，神経内科，救命救急部，放射線科が一体となって診療を行っている．症例を含めた情報の共有を目的に，これらの科で神経系の共同カンファレンスを毎週開催するようになり，神経放射線カンファレンスとして現在も続いている．当時，他の病院にさきがけて導入したPicture Archiving and Communication System（PACS）と電子カルテを利用して，プロジェクターと大型スクリーンを用いた症例カンファレンスを開始した．脳卒中の症例のみならず，幅広く神経系に関連するすべての疾患を対象にして，課題や問題点について議論を行い，時には小児神経医や精神科医も参加して討論を行っている．また，組織診断結果や治療結果についてもフィードバックを行い，参加者の情報共有に努めている．

　本書は，その徳島大学病院における神経放射線カンファレンスで議論された症例のなかで，特に教育的で診療上重要と考えられる最近の症例を第一線の各専門医の先生方がピックアップし，カンファレンスでの議論や症例の経過および文献的な考察も加えたうえでまとめられた一冊である．すべてが珠玉の症例であり，一筋縄では診断に至らず当時のカンファレンスでの熱い議論が目に浮かぶものばかりである．しかし，振り返ってみるとすべてわれわれの診断技術と知識の向上に大いに役立った症例である．

　本書ではこれらの貴重な症例に対して多くの画像や情報を呈示するとともに，最近の知見を含めてできるだけ丁寧にわかりやすく解説を行い，初診者から専門家まで十分に理解し知識の充実を図れる内容になったと自負している．また疾患や画像診断技術に関連するトピックス等の情報も掲載し，臨床現場ですぐに役立てることができると期待している．本書を神経放射線診断を行う皆様の技術と知識の向上に大いに利用され，日々の診療の向上に役立てられることを心より祈っている．

2016年2月29日
徳島大学大学院医歯薬学研究部放射線医学分野教授　　**原田雅史**

序　文

　「脳梗塞という触れ込みだったけど，どうも違う……」，「炎症か腫瘍と思うんだけど，どっちだろう……」，「画像的な鑑別はそうであるとして，どうやって確定しようか……」．そういった経験をお持ちなら，本書がお役に立てるだろう．

　本書は，雑誌『脳神経外科速報』の約2年にわたる連載「見逃し危険！ MRIで迫る中枢神経疾患の画像診断」に大幅に加筆修正したものである．同連載は，前述のように各科の医師（研修医，レジデント，専門医）および医学生が参加する神経放射線カンファレンスで検討された症例の中で，特に興味深いものが元になっている．おのずと，脳・神経疾患にかかわる医療者が診療科や立場を超えて共有すべき内容になっている（あるいは，そのように意図して構成した）．

　その特徴は，連載時のタイトルが示すように，MRIを軸とした画像診断を症例に即して考えようというスタンスにある．つまり「症例に基づく画像診断」の本というわけだが，見方を変えれば「画像診断に基づく症例検討」の本ということもできる．実際の臨床で，担当医にとって画像所見を適切に解釈することが重要なのは言うまでもないが，画像からうまく診断を絞れたとしてもそれでおしまいではなく，むしろそこからさらに臨床的判断を下すことになる（診断の確定，治療方針の決定，フォローアップ等々）．また読影医としても，臨床的文脈を共有することでより的確な画像診断が可能になるのではないかと思う．本書が画像診断を軸に，そこに至る過程やその先の見通しについても考えるヒントを与えるとすれば，編者らとして望外の喜びである．

　最後に，監修の労をお取りいただいた徳島大学放射線科 原田雅史先生，推薦文をお寄せいただいた脳神経外科 永廣信治先生，連載から本書出版に至るまで企画・編集・校正等に関してお世話になったメディカ出版編集部 岡 哲也氏に感謝の意を表する．

徳島大学大学院医歯薬学研究部臨床神経科学分野　**藤田浩司**

序　文

　本書は 22 の症例報告を 1 冊にまとめたものです．画像診断を中心に据えてはいますが，病歴や身体所見，神経所見も十分に記載し，臨場感を持って症例を体感できるかと思います．治療や経過についても詳述しています．

　明日にも出会うかもしれない疾患から珍しい症例までをコンパクトなレイアウトに収め，合間に MRI に関するちょっとした話題などを挿入しました．駆け出しの先生方にも，経験豊富な先生方にも有益な情報があるだろうと思います．診療のお役に立てばたいへんうれしく思います．

徳島大学大学院医歯薬学研究部放射線医学分野　**阿部考志**

専門医試験の画像問題に自信がもてる！

脳・脊髄の画像診断

"鑑別診断力"を磨く厳選22題

CONTENTS

推薦のことば ……………………………………………………………………… i
監修のことば ……………………………………………………………………… ii
序文 ………………………………………………………………………………… iii
執筆者一覧 ………………………………………………………………………… viii

1章　大脳白質を含む病変

1　皮質直下の拡散強調画像高信号 …………………………………………… 2
　パソコンが使えなくなり退職した62歳男性
　Coffee Break ❶ Window調節の重要性 ………………………………… 11

2　亜急性に拡大する両側白質病変 …………………………………………… 12
　腎移植後に多彩な巣症状を呈した59歳女性

3　後方優位の白質病変および血管狭窄 ……………………………………… 22
　突然の頭痛，痙攣をきたした40歳女性
　Coffee Break ❷ ASLの標識エラー ……………………………………… 29

4　年単位で持続する大脳白質の拡散強調画像高信号 ……………………… 30
　症例1：母と同様に若年性認知症を呈した52歳女性
　症例2：24歳時から運動・認知機能障害が進行した男性

5　右大脳半球から脳梁膨大部に及ぶ広範囲な病変 ………………………… 42
　左同名半盲にて発症した77歳男性
　Coffee Break ❸ 微弱な増強効果の検出に造影FLAIR ………………… 49

6　大脳白質・線条体に相次いで出現する拡散低下 ………………………… 50
　急に工事現場の作業ができなくなった68歳男性
　Coffee Break ❹ 拡散強調画像高信号に要注意！ ……………………… 57

2章 大脳基底核を含む病変

1 片側基底核のT1強調画像高信号 …………………… 60
右手足が勝手に動きはじめた80歳女性

  Coffee Break ❺ MRI conditional …………………… 66

2 基底核における左右対称の浮腫性病変 …………… 67
透析後に急に動けなくなった71歳男性

3 基底核におけるT1強調画像の顆粒状高信号 …… 73
肺腺癌治療中に種々の神経症状を呈した64歳女性

4 基底核および側脳室三角部の病変 ………………… 80
急速にADL低下をきたした68歳女性

  Coffee Break ❻ MRI用Gd造影剤の副作用について最新のトピックス … 88

5 脳実質・脳表におけるT2*強調画像低信号 ……… 89
軽度の認知機能障害と歩行失調を呈する68歳女性

3章 脳幹を含む病変

1 亜急性に経過した基底核および脳幹部病変 …… 100
頭痛, ふらつきを訴えた40歳男性

  Coffee Break ❼ MR spectroscopy …………………… 109

2 中脳黒質におけるT1強調画像高信号 …………… 113
発熱・意識障害・四肢麻痺を呈した78歳女性

3 脳室周囲および延髄背側の病変 …………………… 120
心因性障害と考えられていた39歳女性

4章 脊髄・その他の病変

1 変形性頚椎症を伴い徐々に増大する上位脊髄病変 …… 134
四肢不全麻痺を呈した70歳男性

2 圧迫骨折を伴う下位脊髄病変 ……………………… 140
両下肢の筋力低下で発症した80歳女性

  Coffee Break ❽ ASLのアーチファクト ……………… 148

3 側脳室三角部付近の占拠性病変 …………………… 150
進行する感覚性失語で発症した38歳男性

4 眼窩内占拠性病変 …………………………………… 157
亜急性に視力低下をきたした70歳男性

5章 脳血管障害を示唆する病変

1 脳表近傍におけるT2*強調画像低信号 166
右手の使いにくさを主訴に受診し，突然意識消失した38歳男性

Coffee Break ❾ GRE法・FSE法 174

2 大脳半球に多発するT2*強調画像の点状低信号 175
胸腔洗浄中に左片麻痺をきたした74歳男性

Coffee Break ❿ Saturation pulseによるフロー・アーチファクトの軽減 ... 182

3 右側頭葉から島回における病変 184
徐々に意識障害が進行した48歳女性

4 両側大脳半球に散在するT2*強調画像低信号 193
転倒後，意識障害を呈した78歳女性

参考図書・Webサイト 200
索引 202
むすびにかえて 204

執筆者一覧

監修
原田雅史（Masafumi HARADA） 徳島大学大学院医歯薬学研究部放射線医学分野教授

編集
里見淳一郎（Junichiro SATOMI） 徳島大学大学院医歯薬学研究部脳神経外科学分野准教授
藤田浩司（Koji FUJITA） 徳島大学大学院医歯薬学研究部臨床神経科学分野
山本伸昭（Nobuaki YAMAMOTO） 徳島大学大学院医歯薬学研究部臨床神経科学分野
阿部考志（Takashi ABE） 徳島大学大学院医歯薬学研究部放射線医学分野

1章　大脳白質を含む病変

1　藤田浩司（Koji FUJITA）[1]，大崎裕亮[1]，宮本亮介[1]，阿部考志[2]，里見淳一郎[3]
2　山﨑博輝（Hiroki YAMAZAKI）[1]，野田和克[4]，塚本　愛[1]，藤田浩司[1]，松井尚子[1]，山口　泉[3]，阿部考志[2]，中山智彦[4]，富永武男[5]，梶　龍兒[1]
3　山本雄貴（Yuki YAMAMOTO）[1]，垂髪祐樹[1]，山本伸昭[1]，阿部考志[2]，藤田浩司[1]，梶　龍兒[1]
4　大崎裕亮（Yusuke OSAKI）[1]，藤田浩司[1]，瓦井俊孝[1]，寺澤由佳[1]，乾　俊夫[6]，阿部考志[2]，和泉唯信[1]，梶　龍兒[1]
5　山口真司（Tadashi YAMAGUCHI）[3]，中島公平[3]，溝渕佳史[3]，影治照喜[3]，藤田浩司[1]，阿部考志[2]，里見淳一郎[3]，永廣信治[3]
6　沖　良祐（Ryosuke OKI）[1]，藤田浩司[1]，庄野健児[3]，里見淳一郎[3]，阿部考志[2]

2章　大脳基底核を含む病変

1　山本伸昭（Nobuaki YAMAMOTO）[1]，宮城　愛[1]，藤田浩司[1]，阿部考志[2]，梶　龍兒[1]
2　大崎裕亮（Yusuke OSAKI）[1]，藤田浩司[1]，阿部考志[2]，梶　龍兒[1]
3　藤田浩司（Koji FUJITA）[1]，阿部考志[2]，牟礼英生[3]，梶　龍兒[1]
4　中島公平（Kohei NAKAJIMA）[2]，松下展久[7]，溝渕佳史[3]，阿部考志[2]，影治照喜[3]，永廣信治[3]
5　藤田浩司（Koji FUJITA）[1]，大崎裕亮[1]，阿部考志[2]，原田雅史[2]，梶　龍兒[1]

3章　脳幹を含む病変

1　山本伸昭（Nobuaki YAMAMOTO）[1]，塚本　愛[1]，藤田浩司[1]，阿部考志[2]，里見淳一郎[3]，梶　龍兒[1]

2 **武内俊明** (Toshiaki TAKEUCHI)[1], 宮本亮介[1], 大崎裕亮[1], 阿部考志[2], 山本伸昭[1], 藤田浩司[1], 梶 龍兒[1]

3 **宮崎由道** (Yoshimichi MIYAZAKI)[1], 松井尚子[1], 藤田浩司[1], 阿部考志[2], 高橋利幸[8], 原田雅史[1], 梶 龍兒[1]

4章 脊髄・その他の病変

1 **平澤元浩** (Motohiro HIRASAWA)[9], 牟礼英生[3], 庄野健児[10], 大崎裕亮[1], 永廣信治[3]

2 **多田恵曜** (Yoshiteru TADA)[3], 平澤元浩[3], 牟礼英生[3], 里見淳一郎[3], 山本伸昭[1], 阿部考志[2], 永廣信治[3]

3 **松田 拓** (Taku MATSUDA)[3], 中島公平[3], 溝渕佳史[3], 影治照喜[3], 阿部考志[2], 里見淳一郎[3], 永廣信治[3]

4 **鹿草 宏** (Hiroshi KAGUSA)[2], 溝渕佳史[3], 中島公平[3], 藤田浩司[1], 山本伸昭[1], 阿部考志[2], 影治照喜[3], 里見淳一郎[3], 永廣信治[3]

5章 脳血管障害を示唆する病変

1 **平井 聡** (Satoshi HIRAI)[3], 桑山一行[3], 多田恵曜[3], 里見淳一郎[3], 阿部考志[2], 藤田浩司[1]

2 **宮城 愛** (Ai MIYASHIRO)[1], 山本伸昭[1], 藤田浩司[1], 阿部考志[2], 寺澤由佳[1], 梶 龍兒[1]

3 **鹿草 宏** (Hiroshi KAGUSA)[3], 桑山一行[3], 吉岡正太郎[3], 藤田浩司[1], 山本伸昭[1], 阿部考志[2], 里見淳一郎[3], 永廣信治[3]

4 **山本伸昭** (Nobuaki YAMAMOTO)[1], 大崎裕亮[1], 藤田浩司[1], 阿部考志[2], 里見淳一郎[3], 梶 龍兒[1]

(初出時の執筆者)

〈所属〉
1 徳島大学大学院医歯薬学研究部臨床神経科学分野
2 徳島大学大学院医歯薬学研究部放射線医学分野
3 徳島大学大学院医歯薬学研究部脳神経外科学分野
4 徳島大学病院卒後臨床研修センター
5 徳島大学大学院医歯薬学研究部精神医学分野
6 国立病院機構徳島病院神経内科
7 川崎医科大学脳神経外科
8 東北大学大学院医学系研究科神経・感覚器病態学講座神経内科学分野科
9 東京女子医科大学脳神経外科
10 徳島県立中央病院脳神経外科

※本文中のSide Memo, Key WordおよびCoffee Break ①〜⑩は編者4人による共同執筆.

1章
大脳白質を含む病変

1. **皮質直下の拡散強調画像高信号**
   パソコンが使えなくなり退職した62歳男性

2. **亜急性に拡大する両側白質病変**
   腎移植後に多彩な巣症状を呈した59歳女性

3. **後方優位の白質病変および血管狭窄**
   突然の頭痛, 痙攣をきたした40歳女性

4. **年単位で持続する大脳白質の拡散強調画像高信号**
   症例1：母と同様に若年性認知症を呈した52歳女性
   症例2：24歳時から運動・認知機能障害が進行した男性

5. **右大脳半球から脳梁膨大部に及ぶ広範囲な病変**
   左同名半盲にて発症した77歳男性

6. **大脳白質・線条体に相次いで出現する拡散低下**
   急に工事現場の作業ができなくなった68歳男性

皮質直下の拡散強調画像高信号
パソコンが使えなくなり退職した62歳男性

病歴

59歳のとき，急に構音障害が出現し脳梗塞の診断で他院に入院，後遺症なく退院した．60歳で測量士を定年退職し，土木関係の会社に再就職した．しかしパソコンを使用する業務ができず，まもなく退職した．以後，就職と退職を繰り返したのち，当院を初診した．

現症

記銘・語想起の障害が目立ち，衝動性眼球運動を認めた．左下肢に軽度の筋力低下を認めた．四肢腱反射は低下していたが左Babinski徴候が陽性，口尖らし反射，手掌頤反射も陽性だった．四肢で振動覚が低下していた．

検査所見

頭部MRIを供覧する（図1）．

1章 大脳白質を含む病変

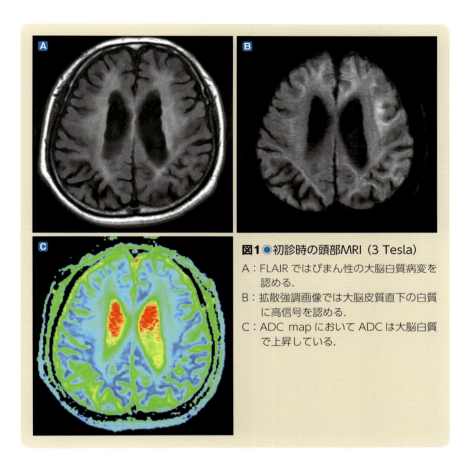

図1● 初診時の頭部MRI（3 Tesla）
A：FLAIRではびまん性の大脳白質病変を認める．
B：拡散強調画像では大脳皮質直下の白質に高信号を認める．
C：ADC mapにおいてADCは大脳白質で上昇している．

経 過

　初診1年半後（62歳）の某日，午前5時起床し，6時，着替えができずに右往左往しているところを家族に発見され，7時，当院脳卒中センターに搬送された．全失語，右不全片麻痺を認めた．頭部MRI，脳波検査を施行した（**図2，3**）．

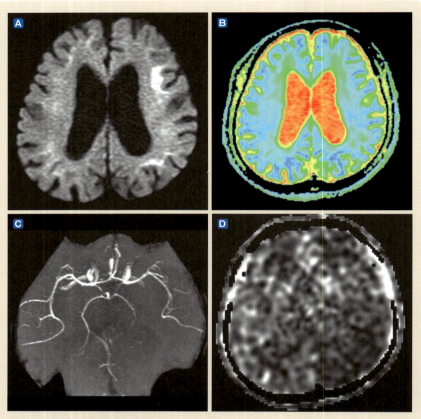

図2●入院時の頭部MRI（1.5 Tesla）
A：拡散強調画像で左大脳半球の高信号がより明瞭になっている．
B：ADCの低下は伴っていない．
C：MRAで左中大脳動脈の信号がやや低い．
D：Arterial spin labeling（ASL）では左半球の脳血流が低下している．

1章 大脳白質を含む病変

Side Memo ASL

近年MRIで，薬剤を使わずに脳血流を見るarterial spin labeling（ASL）という撮像法が普及している．脳に流入する動脈血を磁気的にラベリングし，それを内因性のトレーサーとして用いることで脳の灌流画像を得ることができる撮像法である．脳梗塞や脳腫瘍など，さまざまな疾患に用いられている．

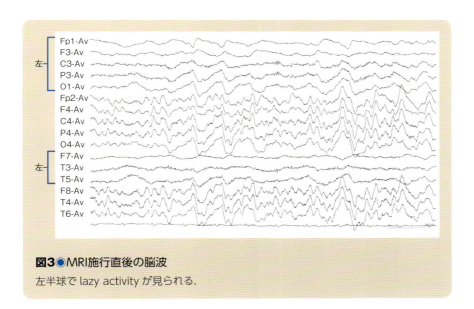

図3● MRI施行直後の脳波
左半球でlazy activityが見られる．

Discussion Points

① 考えられる診断は何か？
② 診断確定のために必要な検査は何か？

Discussion ― ① 考えられる診断は何か？

　本例では運動失調，錐体路徴候を含む多系統の神経障害を認めた．頭部MRIでは脳室周囲から皮質直下に及ぶびまん性の白質病変を認め，拡散強調画像で皮質直下に高信号を認めた．

　当初，鑑別診断として血管内悪性リンパ腫症（intravascular lymphomatosis：IVL），進行性多巣性白質脳症（progressive multifocal leukoencephalopathy：PML），歯状核赤核淡蒼球ルイ体萎縮症（dentatorubral-pallidoluysian atrophy：DRPLA），遺伝性脳小血管病（CADASIL［cerebral autosomal dominant arteriopathy with subcortical infarcts and leukoencephalopathy］，CARASIL［cerebral autosomal recessive arteriopathy with subcortical infarcts and leukoencephalopathy］など），白質ジストロフィーなどが挙がったが，いずれも否定的であった．

　拡散強調画像で皮質直下に高信号を呈する白質脳症として神経核内封入体病（neuronal intranuclear inclusion disease：NIID）が知られ[1, 2]，本例でもそれを疑った．参考のため，当院における他症例（73歳男性）の画像を呈示する（図4）．

Key Word
神経核内封入体病（NIID）

エオジン好性核内封入体病，neuronal intranuclear hyaline inclusion disease（NIHID）とも称される．一口に神経核内封入体病と言っても，その臨床像は多彩である．発症年齢は幼児期から老年期まで幅広い．孤発例もあれば遺伝例もある．症状はニューロパチー，運動失調，認知機能障害などがさまざまな組み合わせで見られる．従来まれな疾患とされていたが，近年，中高年で発症し拡散強調画像の異常を契機に診断される症例が増加している．

1章 大脳白質を含む病変

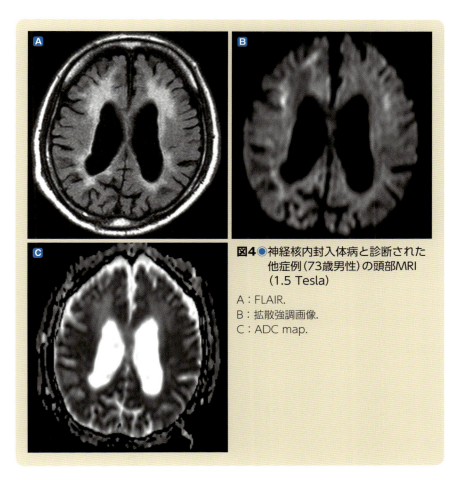

図4 ● 神経核内封入体病と診断された他症例（73歳男性）の頭部MRI（1.5 Tesla）

A：FLAIR.
B：拡散強調画像.
C：ADC map.

Discussion ― ②診断確定のために必要な検査は何か？

神経核内封入体病は従来，生前診断が困難であった[3]が，最近は皮膚生検によって診断されるようになった．本例では腹部にて皮膚生検を行った[4]（**図5, 6**）．

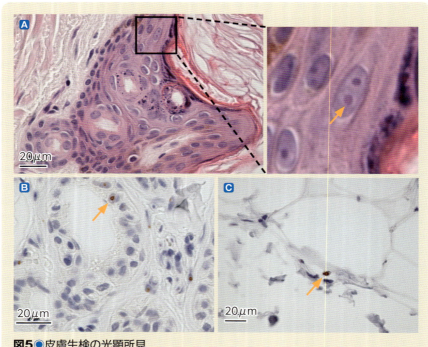

図5●皮膚生検の光顕所見
核内に核小体とは別にユビキチン陽性の封入体を認める（→）．
A：エクリン汗腺（HE染色）．
B：エクリン汗腺（ユビキチン染色）．
C：脂肪組織（ユビキチン染色）．

1章 大脳白質を含む病変

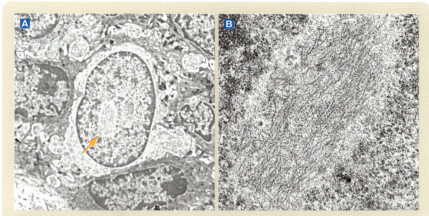

図6● 核内封入体の電顕所見
A：上皮の有棘細胞の核内に，限界膜をもたない封入体を認める（→）．
B：封入体の強拡大．電子密度の高い直線状の線維性構造物が不規則に配列し，一部に顆粒状構造物が混在している．

神経核内封入体病
(neuronal intranuclear inclusion disease: NIID)

謝辞　病理診断を施行いただいた東京都健康長寿医療センター研究所高齢者ブレインバンク 隅蔵大幸先生，村山繁雄先生に深謝する．

引用・参考文献

1) 徳丸阿耶, 大場 洋, 松島理士, 他：エオジン好性核内封入体病のMRI所見－病理像との対比－. 第40回日本神経放射線学会抄録集, 2011
2) Sone J, Kitagawa N, Sugawara E, et al: Neuronal intranuclear inclusion disease cases with leukoencephalopathy diagnosed via skin biopsy. J Neurol Neurosurg Psychiatry 85: 354-6, 2014
3) Takahashi-Fujigasaki J: Neuronal intranuclear hyaline inclusion disease. Neuropathology 23: 351-9, 2003
4) 和泉唯信, 大崎裕亮, 藤田浩司, 他：臨床医のための神経病理 神経核内封入体病. Clinical Neuroscience 31: 1356-7, 2013

■ Key Points

脳卒中様発作を呈する症例の拡散強調画像において，皮質直下白質に長期間持続する高信号を認める場合，神経核内封入体病を疑い皮膚生検で診断確定する．

（藤田浩司ほか）

Coffee Break ①
Window 調節の重要性

　放射線技師は，CT や MRI の window（表示条件）を調整して配信しています．「医師がなるべく異常を見つけやすいように」と調整していますが，なかには読影者自身が window を調整しなければ発見できない異常もあります．

　図は右椎骨動脈解離に伴う延髄外側症候群の症例で，右椎骨動脈の狭窄が認められます（図A）．拡散強調画像を見ると，デフォルトの window（図B）で異常を見つけるのは困難です．Window を変えると，右延髄外側の高信号が明瞭となり，梗塞を起こしていることがわかります（図C）．

　「病変が疑われるのに，異常が発見できない」場合には，ぜひ window の変更を試みてください．

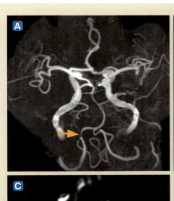
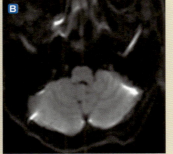
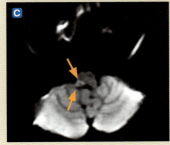

A：MRA．右椎骨動脈の狭窄を認める（→）．
B：拡散強調画像．異常は同定困難である．
C：Window を調整した拡散強調画像．右延髄外側に高信号を認め（→），延髄外側梗塞と診断可能である．

難易度レベル ★☆☆

亜急性に拡大する両側大脳白質病変
腎移植後に多彩な巣症状を呈した59歳女性

病　歴

　生体腎移植後に，免疫抑制薬による治療が開始された．約6カ月経過したころに，帯状疱疹，サイトメガロウイルス感染症で治療を受けた．また同時期より健忘症状が進行し，自動車自損事故を続けて2回起こした．その際に近医で施行された頭部MRIで異常所見が認められ，当院に紹介され入院した．

現　症

　一般身体所見：発熱なし．神経学的所見：見当識は保たれていたが意識清明ではなかった．右同名半盲あり．右顔面に軽度の麻痺あり．言葉の理解がやや悪く，発語も少なく非流暢であった．四肢に明らかな麻痺はないが，右手の模倣が困難で，歩行時に右方に傾くなどの運動症状を認めた．入院後，食事を右口角から著しくこぼすが，特に気に留めない様子が見られた．

検査所見

　血液・生化学検査では白血球 4,200 /μL，CRP 0.06 mg/dL で炎症所見に乏しく，β_2 ミクログロブリン，可溶性IL-2受容体は基準内であった．髄液一般所見は正常，オリゴクローナルバンド陰性であった．
　前医（**図1**），当院入院時（**図2，3**）の画像所見を供覧する．

1章 大脳白質を含む病変

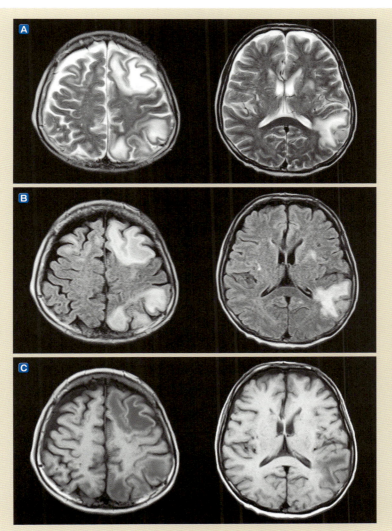

図1 ● 前医の頭部MRI（1.5 Tesla）
A：T2強調画像．左前頭葉，頭頂葉の皮質下白質に高信号域を認め，病変部はわずかに腫大している．軽度だが右側にも同様の高信号を認める．
B：FLAIR．病変部は辺縁部優位に高信号を呈している．
C：T1強調画像．上記病変は低信号を呈している．

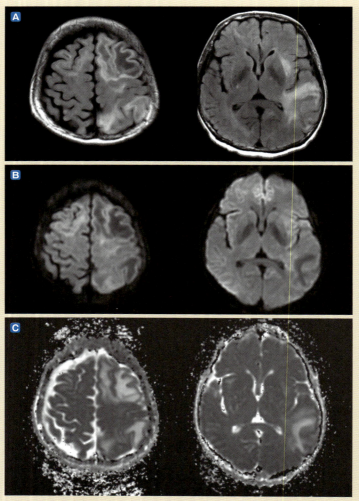

図2 ● 入院時の頭部MRI（3 Tesla, 図1の18日後）

A：FLAIR．病変は前回 MRI よりも拡大している．
B：拡散強調画像．病変は主に低信号だが，辺縁部は部分的に高信号を呈する．
C：ADC map．病変で ADC は上昇している．
なお，造影 T1 強調画像で異常な造影増強効果は認めなかった（motion artifact が高度であり非掲載）．

1章 大脳白質を含む病変

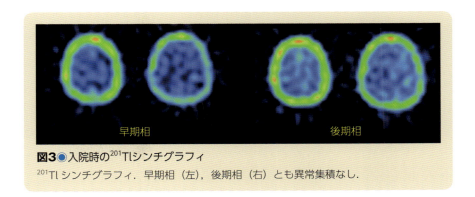

図3●入院時の^{201}Tlシンチグラフィ
^{201}Tlシンチグラフィ．早期相（左），後期相（右）とも異常集積なし．

Discussion Points
❶診断は何か？
❷治療はどうするか？

Discussion ― ①診断は何か？

 本例は50歳代の女性で，高次脳機能障害を含めて多彩な巣症状を短期間に生じた．白質病変から神経膠腫，悪性リンパ腫，多発性硬化症なども鑑別診断に含まれた．しかし，^{201}Tlシンチグラフィで集積を認めず，神経膠腫，悪性リンパ腫など悪性腫瘍は否定的であった．臨床経過，頭部MRI，髄液所見などから多発性硬化症も積極的には疑えなかった．また免疫抑制薬投与中であったが，臨床経過から posterior reversible encephalopathy syndrome の可能性は低いと考えた．

 むしろ，免疫抑制療法中に帯状疱疹，サイトメガロウイルス感染症を罹患するなど免疫不全状態を示唆する背景があり，MRI所見からも進行性多巣性白質脳症（progressive multifocal leukoencephalopathy：PML）を第一に考えた．脳脊髄液中のJCウイルス（JCV）ゲノムDNAを標的としたPCR検査（感度約80％，特異度約99％）を行い，陽性（2.38×10^2 コピー/mL）であることから，PMLと診断した．

 PMLは，ポリオーマウイルス科のJCVに起因する脱髄疾患である．JCVは多くの成人に不顕性感染しており，細胞性免疫の抑制に伴って変異型ウイルスが出現し，大脳白質などを破壊する．予後は悪く，治療がなされなければ，多くの患者が1年以内に死に至る[1]．基礎疾患として，欧米ではHIV感染症患者が大部分を占めるのに対し，本邦ではHIV感染症と血液疾患の患者がそれぞれ約1/3を占めているほか，自己免疫疾患などの患者でも認められる（ただし，基礎疾患がないこともある）[2,3]．近年では，生物学的製剤 ―例えば多発性硬化症の再発予防で用いられるナタリズマブ― の投与に関連して発生することが注目を集めている[3]．

進行性多巣性白質脳症(PML)の画像所見

　皮質下白質にT2強調画像で高信号,T1強調画像で低信号の病変を認め,皮質直下のいわゆるU線維(U fiber)まで及ぶのが特徴である.病変はテント上に多発することが多く,通常は左右非対称性である.ただし,単発やテント下の病変も起こり得る[3].拡散強調画像所見はJCVの活動性に関係していると考えられ[4],比較的新しい病変は高信号に,古い病変は低信号になる傾向がある.このため病変の拡大に伴い,辺縁優位の拡散強調画像高信号となる.通常,造影増強効果は示さずmass effectも乏しいが,HIV感染例のPMLに対してHAART療法(highly active anti-retroviral therapy)を行った場合には,mass effectや造影増強効果を示す場合がある.従来,出血はまれとされる.

Discussion ── ②治療はどうするか?

　HIV感染例に対するHAART療法を除き,一般にPMLの有効な治療法として確立されたものはない.生物学的製剤や免疫抑制薬の投与中であれば,薬剤の減量や中止,血漿交換が行われる.加えて近年,抗マラリア薬であるメフロキン,抗うつ薬のミルタザピンによるJCV増殖抑制効果が見いだされ[5],それらの知見はPML診療ガイドラインにも反映されている(**図4**)[3].

　本症例ではこれにならって,可能な範囲で免疫抑制薬を減量しメフロキン,ミルタザピンの併用治療を追加した.手の模倣困難や右同名半盲などの症状は部分的に残存したが,右顔面麻痺,歩行動作はそれぞれ正常化した.頭部MRIの病変は治療開始後は拡大を認めず,3カ月の経過で縮小していた(**図5**).また,JCV DNAコピー数は治療開始1カ月,3カ月後の再検でそれぞれ測定限界以下であった.

　一般的なPML症例ではJCV DNAコピー数は$10^3 \sim 10^8$コピー/mLであり,診断時のウイルス量が多いほど予後不良であることが知られている[2].本症例

ではウイルス量が 10^3 コピー /mL 未満と少なく，良好な予後に関連した可能性もある．

謝辞　JCV-DNA 検査を施行していただいた国立感染症研究所 中道一生先生に深謝する．

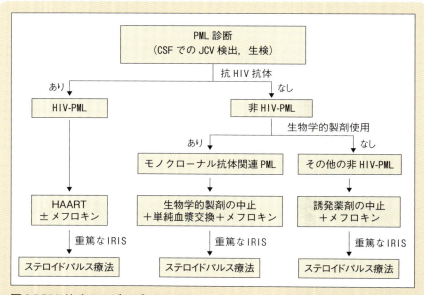

図4●PML治療アルゴリズム2013
＊多発性硬化症患者におけるナタリズマブによる PML では血漿交換とともにミルタザピン投与も検討．
＊＊HIV 以外の血液系悪性腫瘍を原疾患とする PML は誘因薬剤中止とともにシタラビン投与も検討．
IRIS：immune reconstitution inflammatory syndrome，免疫再構築症候群
治療効果が見られない場合など．
- 5HT2A セロトニン受容体拮抗薬（ミルタザピンなど）はメフロキンと作用機序が違い，併用が可能．
- 抗ウイルス薬（シタラビンなど）はメフロキン投与ができない場合に考慮する．

（文献3より転載）

1章 大脳白質を含む病変

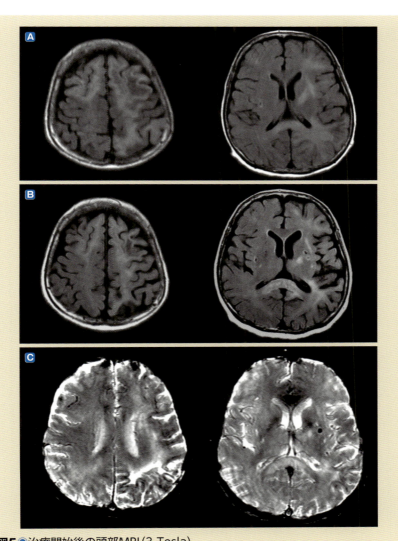

図5 治療開始後の頭部MRI(3 Tesla)
A:1カ月後(FLAIR), B:3カ月後(FLAIR), C:3カ月後(T2*強調画像).
病変は縮小し, 同時に左大脳半球は軽度萎縮している.
左大脳半球の皮質下に沿うようなT2*強調画像低信号が出現しており, 金属沈着や出血の可能性がある[6,7].

Side Memo 疾患カテゴリー

　脳・神経疾患の臨床診断には原則となる手順がある．まず病歴上，症状の時間的経過（temporal profile）から疾患カテゴリー（図6）を推測する．次に神経所見に基づき病変の部位を推測する（局在診断）．そして，temporal profileと局在診断から鑑別診断（疾患）を絞り込む．これを踏まえて診断を確定・除外するために検査が行われ，画像検査もそこに位置付けられる．この原則を意識することは適切な画像診断にもつながる．

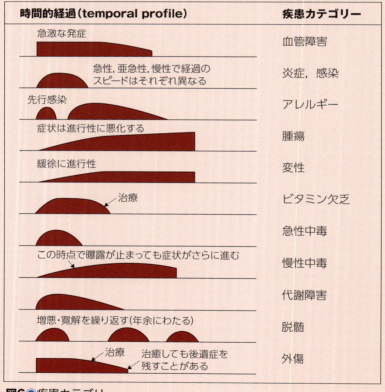

図6●疾患カテゴリー
（徳島大学神経内科学シラバスより）

1章 大脳白質を含む病変

診断

進行性多巣性白質脳症
(progressive multifocal leukoencephalopathy：PML)

引用・参考文献

1) 中道一生, 林　昌宏, 西條政幸：JCウイルスゲノムの新しい検出―PMLへの臨床応用. 臨床神経 54: 1028-30, 2014
2) Nakamichi K, Mizusawa H, Yamada M, et al: Characteristics of progressive multifocal leukoencephalopathy clarified through internet-assisted laboratory surveillance in Japan. BMC Neurol 12: 121, 2012
3) プリオン病及び遅発性ウイルス感染症に関する調査研究班（編集）：進行性多巣性白質脳症 (Progressive Multifocal Leukoencephalopathy: PML) 診療ガイドライン2013 (http://prion.umin.jp/guideline/index.html)
4) 岸田修二：PML病巣, MS病巣の鑑別のポイント. MS Frontier 3: 98-101, 2014
5) Nakamichi K, Inoue N, Shimokawa T, et al: Detection of human herpesviruses in the cerebrospinal fluid from patients diagnosed with or suspected of having progressive multifocal leukoencephalopathy. BMC Neurol 13: 200, 2013
6) Miyagawa M, Maeda M, Umino M, et al: Low signal intensity in U-fiber identified by susceptibility-weighted imaging in two cases of progressive multifocal leukoencephalopathy. J Neurol Sci 344: 198-202, 2014
7) Carra-Dalliere C, Menjot de Champfleur N, Ayrignac X, et al: Quantitative susceptibility mapping suggests a paramagnetic effect in PML. Neurology 84: 1501-2, 2015

Key Points

- 多発性, 左右非対称性の"U-fiber"を巻き込む皮質下白質病変ではPMLを疑う. 拡散強調画像で辺縁部が高信号を示し, 造影されないのも特徴である.
- PMLでは早期治療が奏功し得るため, 速やかに髄液JCV-DNA検査（陰性の場合, 必要に応じて脳生検）で診断を確定し, 治療開始する.

（山﨑博輝ほか）

3

難易度レベル ★☆☆

後方優位の白質病変および血管狭窄

突然の頭痛，痙攣をきたした40歳女性

病歴

長年の過多月経があり，全身倦怠感のため近医を受診した際にヘモグロビン 1.1 g/dL と高度の貧血を指摘された．1週間入院して合計 20 単位の濃厚赤血球を輸血された．また，貧血の原因と考えられた子宮筋腫の核出術を受けた．手術 2 週間後，排便後に突然の強い拍動性頭痛を訴え，その 15 分後に全般性強直間代発作が出現し救急搬送され入院した．

現症

痙攣重積状態で搬送された．ジアゼパム 20 mg を経静脈投与され，気管挿管のうえ人工呼吸器管理となった．四肢の痙攣は頓挫したが，左方向への眼振を認めた．その他の一般身体所見には特記事項なく，発熱も見られなかった．

検査所見

血液・生化学検査では白血球 16,950 /μL，ヘモグロビン 11.1 g/dL，CRP 0.69 mg/dL，肝機能，腎機能，電解質は正常であった．髄液の一般所見は正常であった．発症当日（**図1**）と発症翌日（**図2**）の画像所見を供覧する．

1章 大脳白質を含む病変

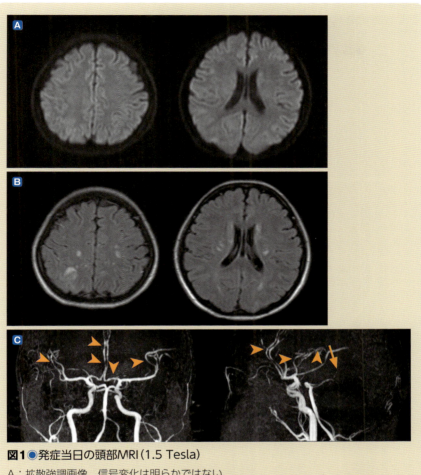

図1●発症当日の頭部MRI（1.5 Tesla）
A：拡散強調画像．信号変化は明らかではない．
B：FLAIR．大脳白質に散在性の高信号域を認める．
C：MRA．両側の前方循環に多発性・分節性の狭窄を認め（▶），両側後大脳動脈は描出不良となっている（→）．

Discussion Points
❶診断は何か？
❷病因となったものは何か？

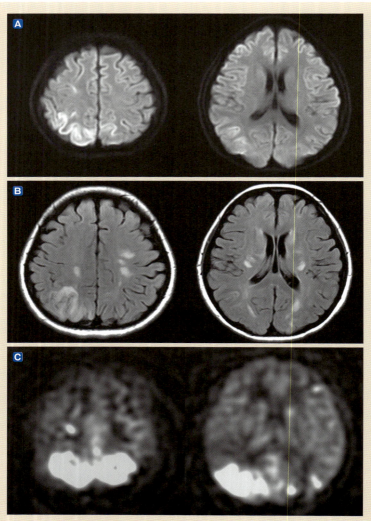

図2● 発症翌日の頭部MRI（3 Tesla）（その1）

A：拡散強調画像．主に両側（右優位）頭頂葉皮質に高信号を認める．
B：FLAIR．後方優位に皮質・白質に高信号域が認められ，前日（**図1B**）よりも増大している．
C：ASL．両側頭頂葉を中心にhyperperfusionを呈している．

1章 大脳白質を含む病変

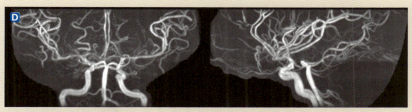

図2●発症翌日の頭部MRI（3 Tesla）（その2）
D：MRA．脳動脈は末梢まで太く描出されており，過灌流が示唆される．

Discussion ― ①診断は何か？

　子宮筋腫以外には基礎疾患のない40歳女性で，突然発症の頭痛と痙攣発作，またMRAでの後方優位の血管描出不良の所見が見られた．Reversible cerebral vasoconstriction syndrome（RCVS）とそれに合併するposterior reversible encephalopathy syndrome（PRES）と診断した．カルシウム拮抗薬の持続静注と抗てんかん薬の投与を行ったところ，発症翌日には意識レベルは回復した．頭部MRIでは脳血管の描出は改善したが，後方優位の信号異常は残存した（**図3**）．入院中に部分痙攣を再発したが，抗てんかん薬の増量で軽快した．神経学的後遺症なく発症38日後に自宅退院した．

　RCVSとは，脳動脈の可逆的狭窄と再拡張を特徴とする一連の疾患群である．"雷鳴頭痛"と称される突然発症の強い頭痛を特徴とし，脳動脈の狭窄による脳梗塞や出血の合併，痙攣などの症状を引き起こす．発症の平均年齢は42歳とやや若く，女性に多い．髄液所見は軽微な異常にとどまる．MRI画像では虚血や出血の合併がなければ脳実質の異常所見には乏しいが，MRAや血管撮影で多巣性，分節性の血管攣縮所見を証明することにより診断が確定する．初回検索時に血管攣縮を認めなくとも，経時的に遅れて血管攣縮が出現することがあり，RCVSを疑った場合には画像検索を繰り返すことが重要である．急性

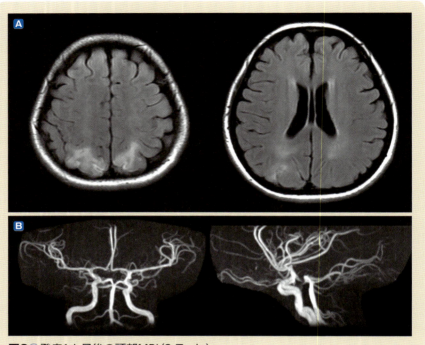

図3 発症1カ月後の頭部MRI（3 Tesla）
A：FLAIR．大部分の病変が消失した一方，両側頭頂葉の病変は残存している．
B：MRA．脳血管の描出は正常化している．

期には，全身管理に加えて血管拡張作用を有するカルシウム拮抗薬（ベラパミル等）が有用とされている[1,2]．一般的には3カ月以内に血管の攣縮は解除されるとされ，比較的予後良好な病態である．

一方PRESは急性の頭痛，視覚症状，痙攣などを症状とし，後方系の脳実質内に浮腫性の信号変化をきたす疾患群である．RCVSとは背景因子や症状など多くの共通点を有することから，病態生理学的なオーバーラップが示唆されている．RCVSに脳実質の浮腫性変化を認めることがあり，また逆にPRESで脳血管の可逆性狭窄を認めることもある[3]．

1章 大脳白質を含む病変

　本症例では，発症翌日のMRIでarterial spin labeling（ASL）の撮像を行った．両側頭頂葉が高信号に描出され（図2C），血管攣縮解除後の過灌流（hyperperfusion）を示していると考えられた．一方で，血管攣縮により灌流が低下している状態（hypoperfusion）ではASLで低信号に描出される[4]．特に状態が不安定な急性期において，ASLは非侵襲的でより簡便な灌流評価法として有用である．

Discussion — ② 病因となったものは何か？

　RCVSの発症リスクとして妊娠，産褥，血管作動性薬への曝露（コカイン，アンフェタミン，SSRI/SNRI，カテコラミン，トリプタン，ブロモクリプチン，ニコチンなど），免疫抑制薬や血液製剤の使用，高カルシウム血症，頭部外傷，脳外科手術や頸動脈内膜剥離術後などが知られている[1]．

　本症例はもともと高度の慢性貧血を有しており，それに対して大量の赤血球輸血を行ったことがRCVS発症の一因子になったと考えられる．同様の報告はまれではあるが特にアジア人を中心として散見され，また同様に輸血後に発症したPRESも報告されている[5,6]．その発症機序は不明であるが，慢性貧血による低酸素状態に順応拡張した脳血管に対して，輸血による何かしらの負荷が影響するのではないかと考えられている[7]．

Reversible cerebral vasoconstriction syndrome（RCVS）
Posterior reversible encephalopathy syndrome（PRES）

引用・参考文献

1) Ducros A: Reversible cerebral vasoconstriction syndrome. Lancet Neurol 11: 906-17, 2012
2) 宮越淑子, 五十嵐修一, 永尾侑平, 他:可逆性脳血管攣縮症候群（RCVS）6例の臨床的検討. 脳卒中 34: 8-15, 2012
3) Fugate J, Rabinstein A: Posterior reversible encephalopathy syndrome: clinical and radiological manifestations, pathophysiology, and outstanding questions. Lancet Neurol 9: 914-25, 2015
4) Komatsu T, Kimura T, Yagishita A, et al: A case of reversible cerebral vasoconstriction syndrome presenting with recurrent neurological deficits: Evaluation using non-invasive arterial spin labeling MRI. Clin Neurol Neurosurg 126: 96-8, 2014
5) Boughammoura A, Touzé E, Oppenheim C, et al: Reversible angiopathy and encephalopathy after blood transfusion. J Neurol 250: 116-8, 2003
6) Liang H, Xu Z, Zheng Z, et al: Reversible cerebral vasoconstriction syndrome following red blood cells transfusion: a case series of 7 patients. Orphanet J Rare Dis 10: 47-51, 2015
7) Dou H, Fuh L, Chen P, et al: Reversible cerebral vasoconstriction syndrome after blood transfusion. Headache 54: 736-44, 2014

Key Points

- RCVSは突然発症の頭痛（雷鳴頭痛）や神経症状を特徴とし、MRAや脳血管撮影での脳動脈の攣縮所見から診断する．
- 慢性貧血に対する大量輸血がRCVSのきっかけとなり得る．

（山本雄貴ほか）

Coffee Break ❷
ASLの標識エラー

　頭頸部に金属がある場合，うまく血液を標識できず，低灌流に見える場合があります．標識部位を変えることで正しく評価でき，低灌流と誤認しないように注意が必要です．下に実例を示します．

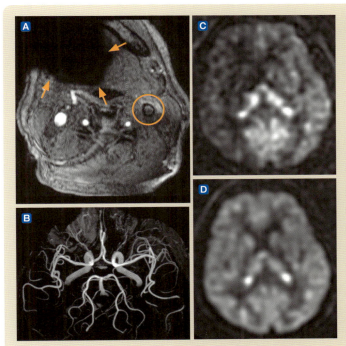

A：頸部MRA元画像．右下顎に歯科金属によるアーチファクト（→）を，左内頸動脈にステントによるアーチファクトを認める（◯）．
B：頭部MRA．頭蓋内の動脈の描出は良好である．
C：ASL（arterial spin labeling）．右中大脳動脈の灌流域が高度な低灌流に，左中大脳動脈の灌流域が低灌流に見え，後方循環系が過灌流に見えている．両側の内頸動脈で，標識が不良になっていると考えられる．
D：ASL（標識位置を変更）．金属を避けて標識すると，異常を認めない．

年単位で持続する大脳白質の拡散強調画像高信号

難易度レベル ★★★

症例1：母と同様に若年性認知症を呈した52歳女性

病歴

50歳時から，高血圧に対して内服加療を受けていた．某年夏の某日，買い物に出かけた際に駐車した場所がわからなかったため，前医を受診し，改訂長谷川式認知症スケール28/30だった．発症1.5年後，頭部MRIで異常信号を認め当院に紹介され，発症2年後に精査のため入院した．家族歴として，母が47歳で認知症を発症し54歳時に肺炎で死亡している．

現症

右利きで意識清明であった．時間の見当識障害，単語の遅延再生障害を認め，Mini-Mental State Examination 18/30 と低下していた．Frontal Assessment Battery 6/18 で，前頭葉機能障害が示唆された．立方体の模写ができなかった．左手指の巧緻運動障害があり，肢節運動失行と考えられた．錐体路・錐体外路徴候，運動失調，末梢神経障害を示唆する所見は認めなかった．左上肢のGegenhalten（抵抗症），顕著なすくみ足歩行を認めた．

検査所見

血液・生化学，髄液検査，ホルター心電図，経食道心エコーで特記所見なし．発症1.5年後（**図1**），発症2年後（**図2**）の画像所見を示す．

1章 大脳白質を含む病変

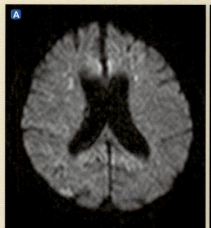
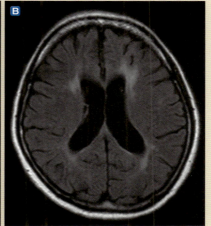
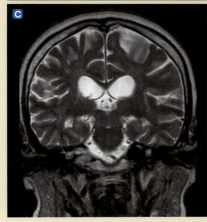

図1 ● 発症1.5年後の頭部MRI（1.5 Tesla）

A：拡散強調画像で大脳白質に散在性の淡い小高信号病変を認める．これらは，前大脳動脈・中大脳動脈の境界領域に位置しているように見える．

B：FLAIRでは両側の側脳室周囲白質に高信号病変を認める．前頭頭頂葉の深部白質の容積は年齢に比して減少している．

C：T2強調画像（冠状断）では，頭頂葉の深部白質および脳梁の著しい萎縮，両側側脳室体部の拡大を認める．

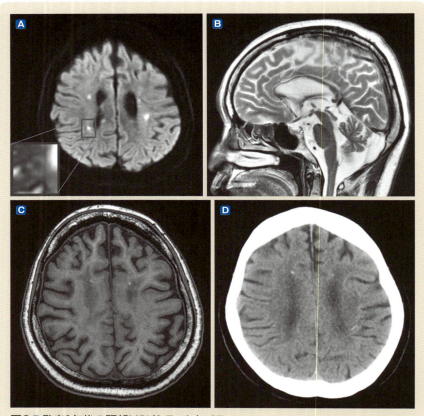

図2●発症2年後の頭部MRI(3 Tesla)・CT
A：拡散強調画像では大脳白質に散在性の小高信号病変を認める．同部位でADCは低下し，周囲で上昇している（拡大図）．
B：T2強調画像（矢状断）では脳梁に強い萎縮を認める．
C：T1強調画像では，両側前頭葉白質病変（低信号）の内部に小さい高信号を認める．
D：Cの高信号病変はCTで高吸収を呈し，石灰化と思われる．

Discussion Points

・診断は何か？

1章 大脳白質を含む病変

症例2：24歳時から運動・認知機能障害が進行した男性

病　歴

　某年1月（24歳），飲み込みにくさが出現し，言葉がうまく出なくなった．多発性硬化症と診断されたが免疫療法に反応しなかった．症状は進行し，歩行困難のため同年12月から車椅子，翌年4月には寝たきり状態となった．このころ，喜怒哀楽の表出はあったが発語はなかった．発症5年後に気管切開，胃瘻造設．発症8年後から，自発呼吸がたびたび停止するため人工呼吸器を使用するようになった．発症9年後から，眼前の手動に反応がなくなった．家族歴では両親に近親婚はなく，父は脳血管障害のため60歳で死亡している．

現　症（発症16年後）

　失外套状態であった．ときに眼振，口唇周囲にミオクローヌス様の不随意運動を認めた．自発運動なく，痛覚刺激に対する逃避現象も見られなかった．四肢腱反射は著明に亢進し，下顎反射陽性であった．Babinski徴候は陰性であった．

検査所見

　髄液（発症1年後）：細胞数 1〜2/3 μL，蛋白 73 mg/dL，IgG インデックス 0.37，オリゴクローナルバンド陰性，ミエリン塩基性蛋白陰性．血清：抗アクアポリン4抗体陰性．発症時（図3），発症1年後（図4），発症10年後（図5）の頭部MRIを示す．

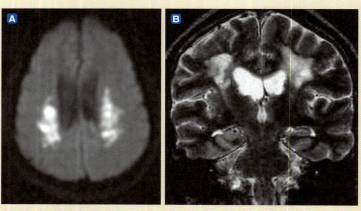

図3● 発症時の頭部MRI
A：拡散強調画像で両側大脳深部白質に高信号を認める．
B：T2強調画像（冠状断）でも同部位は高信号である．

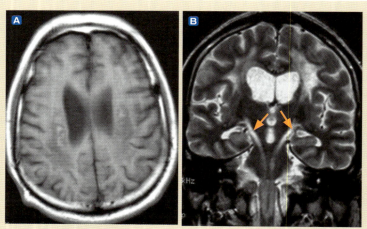

図4● 発症1年後の頭部MRI
A：T1強調画像では，両側大脳深部白質の低信号病変の内部に小さい高信号を伴い，石灰化を示唆する．
B：T2強調画像（冠状断）では脳溝開大・側脳室拡大（脳萎縮）を認め，さらに両側皮質脊髄路が高信号に描出されている（→）．

1章　大脳白質を含む病変

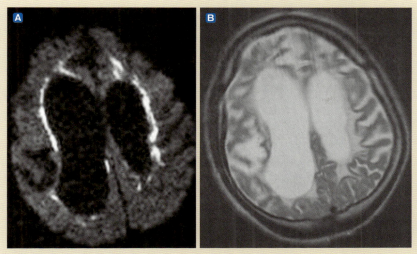

図5●発症10年後の頭部MRI
A：拡散強調画像では両側側脳室周囲に高信号病変を認める．
B：T2強調画像では大脳白質全般に高信号を認め，萎縮も著明である．一方，大脳皮質の萎縮は著明ではなく，中心部主体である（central atrophy）．

Discussion Points

・診断は何か？

Discussion —診断は何か？

症例1と症例2は臨床像が大きく異なるが，実は同一の疾患である．

症例1では，①常染色体優性遺伝が示唆され，②多巣性の症候を認め，③深部白質病変の一部が長期間にわたり拡散強調画像で高信号を呈した．鑑別診断として血管炎・リンパ腫などの後天性疾患，CADASIL（cerebral autosomal dominant arteriopathy with subcortical infarct and leukoencephalopathy）・副腎白質ジストロフィー（キャリア）などの遺伝性疾患を挙げたが，それらの診断的所見は認めなかった．臨床的・画像的特徴[1-4]（**表1**）から神経軸索スフェロイド形成を伴う遺伝性びまん性白質脳症（hereditary diffuse leukoencephalopathy with spheroids：HDLS）を疑い，原因遺伝子 *CSF1R* のシークエンス解析を行ったところ，ミスセンス変異（p.Ala823Val）を認め，HDLSと診断した[1]．

表1● HDLSの画像的特徴

- 前頭・頭頂葉優位の白質病変を呈する．
- 初期は限局性だが，進行とともにびまん性になる．
- 脳梁が高度に萎縮し，信号変化も伴う．
- 白質病変で拡散強調画像高信号が長期間持続する．
- CTやT1強調画像で石灰化を認める．
- 錐体路に沿った異常信号を認める．

HDLSとは？

HDLSは1984年に初めて報告された．病理学的に，①広範な髄鞘脱落，②スフェロイド（軸索腫大），③ミクログリアの偏在・形態異常，④石灰化などで特徴づけられる[4]（**図6**）．2011年，原因遺伝子として，colony stimulat-

1章 大脳白質を含む病変

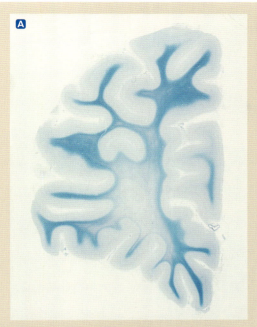

図6● HDLSの病理所見（その1）
A：Klüver-Barrera染色．前頭葉白質で顕著な髄鞘脱落を認めるが，U線維はスペアされている．

ing factor 1 receptor（CSF-1 受容体）をコードする *CSF1R* が同定された[5]．CSF-1 受容体はマクロファージ等の細胞表面に発現し，サイトカインである CSF-1（別名マクロファージ・コロニー刺激因子）が結合することで，マクロファージおよび中枢神経系でミクログリアの増殖・分化をもたらす．したがって，HDLS はミクログリアの機能異常を呈する疾患と想定される[4,5]．

MR spectroscopy では，神経細胞傷害を反映して N-アセチルアスパラギン酸（NAA）が減少し，グリオーシスを反映してミオイノシトール（mI）が増加する（**図7**）．細胞膜代謝を反映するコリン（Cho）は発症早期には増加するが（**図7B**），慢性期にはむしろ減少する（**図7C**）[6]．

*CSF1R*変異を伴うHDLSは，本邦で比較的多いと考えられる．家族歴のある症例のみならず，家族歴のない症例（孤発例）も報告されている点に留意す

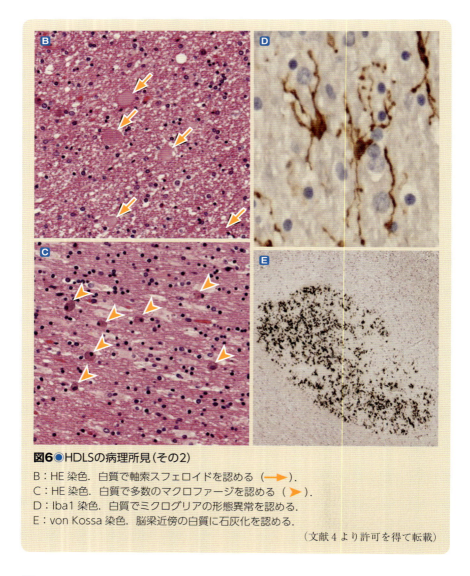

図6●HDLSの病理所見（その2）
B：HE染色．白質で軸索スフェロイドを認める（→）．
C：HE染色．白質で多数のマクロファージを認める（▶）．
D：Iba1染色．白質でミクログリアの形態異常を認める．
E：von Kossa染色．脳梁近傍の白質に石灰化を認める．

（文献4より許可を得て転載）

べきである．後者では遺伝学的検査で突然変異が証明されている症例もある[7]．なお，症例2は明らかな家族歴を認めず一次性進行型多発性硬化症と診断されていたが，*CSF1R* 解析でミスセンス変異（p.Arg777Gln）を認め HDLS と診断した[2]．

　HDLS の診断確定には従来，脳生検あるいは剖検が必要であったが，上述のように遺伝子検査で非侵襲的に診断できるようになった．今まで原因不明の脳梗塞や多発性硬化症と診断されていた症例の一部が，HDLS であるかもしれない．画像所見で疑うことが可能なので，特徴を銘記されたい．

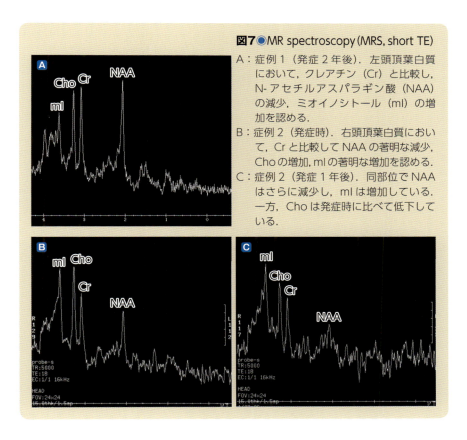

図7●MR spectroscopy（MRS, short TE）

A：症例1（発症2年後）．左頭頂葉白質において，クレアチン（Cr）と比較し，N-アセチルアスパラギン酸（NAA）の減少，ミオイノシトール（mI）の増加を認める．
B：症例2（発症時）．右頭頂葉白質において，Cr と比較して NAA の著明な減少，Cho の増加，mI の著明な増加を認める．
C：症例2（発症1年後）．同部位で NAA はさらに減少し，mI は増加している．一方，Cho は発症時に比べて低下している．

謝辞　病理写真掲載をご許可いただいた新潟大学脳研究所・遺伝子機能解析学分野　池内　健先生に深謝する．

Side Memo　HDLS の診断基準

　本稿初出後,「遺伝性脳小血管病の病態機序の解明と治療法の開発班」（研究代表者　新潟大学脳研究所　小野寺　理）から HDLS の診断基準が発表されている[8]．

　画像所見については主要項目で「4．頭部 CT/MRI で下記の所見を認める － 1）両側性の大脳白質病変，2）脳梁の菲薄化」，支持項目で「3．頭部 CT で大脳白質に点状の石灰化病変を認める」とされている．

　補足事項として，本稿で言及されている内容のほか，◎ガドリニウム増強効果は通常認めない，◎脳小血管病で認められる側頭極病変や穿通枝領域の多発性ラクナ梗塞，多発性の微小出血は認めない，◎石灰化病変は側脳室前角近傍や頭頂葉皮質下白質に両側性に認めることが多く，微小なものも少なくないため，検出には thin-slice CT を推奨する，などが記載されている．

神経軸索スフェロイド形成を伴う遺伝性びまん性白質脳症
（hereditary diffuse leukoencephalopathy with spheroids：HDLS）

1章 大脳白質を含む病変

引用・参考文献

1) Terasawa Y, Osaki Y, Kawarai T, et al: Increasing and persistent DWI changes in a patient with hereditary diffuse leukoencephalopathy with spheroids. J Neurol Sci 335: 213-5, 2013
2) Inui T, Kawarai T, Fujita K, et al: A new CSF1R mutation presenting with an extensive white matter lesion mimicking primary progressive multiple sclerosis. J Neurol Sci 334: 192-5, 2013
3) Sundal C, Van Gerpen JA, Nicholson AM, et al: MRI characteristics and scoring in HDLS due to CSF1R gene mutations. Neurology 79: 566-74, 2012
4) Konno T, Tada M, Tada M, et al: Haploinsufficiency of CSF-1R and clinicopathologic characterization in patients with HDLS. Neurology 82: 139-48, 2014
5) Rademakers R, Baker M, Nicholson AM, et al: Mutations in the colony stimulating factor 1 receptor (CSF1R) gene cause hereditary diffuse leukoencephalopathy with spheroids. Nat Genet 44: 200-5, 2012
6) Sundal C, Jönsson L, Ljungberg M, et al: Different stages of white matter changes in the original HDLS family revealed by advanced MRI techniques. J Neuroimaging 24: 444-52, 2014
7) Saitoh BY, Yamasaki R, Hayashi S, et al: A case of hereditary diffuse leukoencepha-lopathy with axonal spheroids caused by a de novo mutation in CSF1R masquerading as primary progressive multiple sclerosis. Mult Scler 19: 1367-70, 2013
8) 難病情報センター：神経軸索スフェロイド形成を伴う遺伝性びまん性白質脳症 http://www.nanbyou.or.jp/entry/4159　（2016年2月1日閲覧）

Key Points

- 若年性認知症において脳梁萎縮，大脳白質の持続する拡散強調画像高信号，石灰化などを認める場合，HDLSを疑い，*CSF1R*遺伝子検査を行う．

（大崎裕亮ほか）

5 右大脳半球から脳梁膨大部に及ぶ広範囲な病変

左同名半盲にて発症した77歳男性

難易度レベル ★☆☆

病歴

3カ月前より，記銘力低下と歩行障害，視野の異常を自覚し，車の運転ができなくなった．また，歩行中に体をぶつけたり，部屋の出口がわからなくなったりすることもあった．近医でMRIの病変を指摘され，当院に紹介された．

現症

意識清明．左同名半盲，左半側空間無視を認めた．明らかな麻痺は認めず，その他は，神経学的に特に異常を認めなかった．

検査所見

血液・生化学検査では，BUN 17 mg/dL, Cre 1.12 mg/dL と軽度腎機能障害，可溶性IL-2受容体725 U/mL（基準220〜520）およびβ_2ミクログロブリン2.41 mg/L（基準＜1.7）の軽度上昇を認めた．頭部MRIを供覧する（**図1**）．

Discussion Points

❶ 考えられる診断は何か？
❷ 治療はどうするか？

1章 大脳白質を含む病変

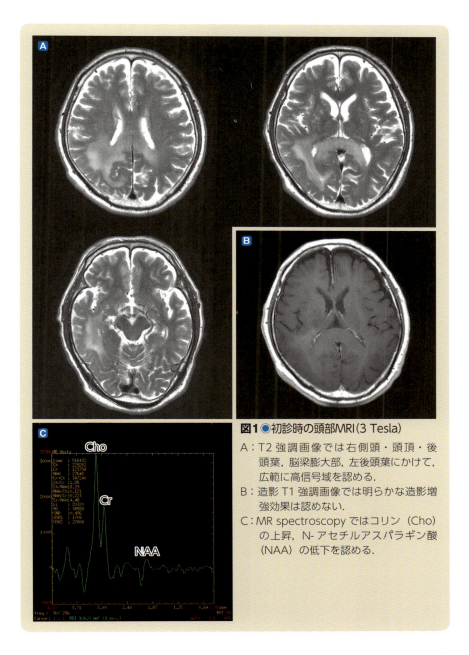

図1 ● 初診時の頭部MRI（3 Tesla）

A：T2強調画像では右側頭・頭頂・後頭葉，脳梁膨大部，左後頭葉にかけて，広範に高信号域を認める．
B：造影T1強調画像では明らかな造影増強効果は認めない．
C：MR spectroscopyではコリン（Cho）の上昇，N-アセチルアスパラギン酸（NAA）の低下を認める．

Discussion ― ①考えられる診断は何か？

　MRIで右後頭頂葉を中心に，右側頭葉，脳梁膨大部を介して対側後頭葉まで及ぶ病変を認め，左同名半盲や左半側空間無視の原因と考えられた．腫瘍性病変が考えられたが，病変の造影増強効果が乏しいことから低悪性度神経膠腫（low-grade glioma）が疑われた．鑑別診断として，悪性リンパ腫，脳炎・血管炎，脱髄性疾患などを挙げた．

経　過

　定位的脳生検術を施行した．摘出病理所見（**図2**）ではdiffuse astrocytoma（grade Ⅱ）であったが，大脳3葉以上にまたがる病変であることから，glio-

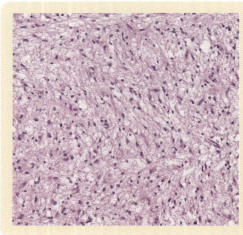

図2●脳腫瘍生検組織の病理所見
軽度の異型性を示す紡錘形細胞の浸潤性増生が認められる．細胞は散在性に分布しており，壊死や微小血管増殖像は含まれていない．免疫染色で腫瘍細胞はGFAP, Oligに陽性で，p53, mutant IDH1は陰性であった．

matosis cerebri（大脳神経膠腫症）と診断した．テモゾロミドと放射線療法を併用した治療を提案したが，本人・家族の希望で経過観察となった．

1カ月後，左不全片麻痺（MMT 4）が出現した．頭部MRI（**図3**）では右後頭葉白質から脳梁膨大部にかけて不整なリング状の造影増強病変が新たに出現していた．悪性転化と考えられ，テモゾロミドと放射線療法を開始した．

Gliomatosis cerebriとは？

Gliomatosis cerebriは，びまん性のgliomaが病理学的に証明されていて，大脳3葉以上にまたがるものと定義される．

壮年期の男性にやや多いが（平均46歳，男女比1.5：1），小児から高齢者まで広く発症する[1]．局所神経症状や痙攣，頭蓋内圧亢進，認知機能障害で発症する．病理学的にはWHO grade ⅡからgradeⅣまでさまざまだが，予後は不良（生存期間中央値18.5カ月）でWHO gradeⅣに分類される．これは，grade Ⅲやgrade Ⅳの星細胞腫（同30カ月，15カ月）と同程度である[1]．

MRIではT1強調画像で低信号，T2強調画像・FLAIRで高信号を示し，約半数で造影増強効果を認める[1]．発症後早期に造影増強効果が出現した場合，予後が悪いとの報告もある[2]．MR spectroscopy（MRS）ではWHO gradeが高いほどコリン（Cho）の上昇とN-アセチルアスパラギン酸（NAA）の低下が強く，high gradeなものでは乳酸（lactate）や脂質（lipid）を認める[3]．今回の症例でも2回目のMRSでChoの上昇がより目立ち，lipidと思われるpeakも出現しており，悪性化が示唆された（**図3**）．

最も悪性度の高い部位が予後を規定するため，生検部位の決定には注意を要する．MRSは悪性度の高い部位の検出が可能であり[4]，生検部位の決定に有用と考えられる．

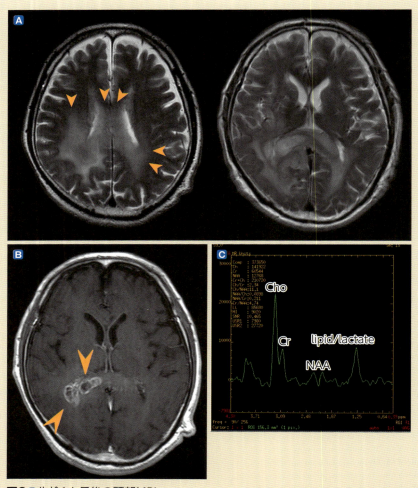

図3 ● 生検1カ月後の頭部MRI

A：T2 強調画像では新たに右前頭葉側，脳梁体部への浸潤が出現し，左頭頂後頭葉の浸潤は増大している（▶：増大した部位）．
B：造影 T1 強調画像では右後頭葉から脳梁にかけてリング状の造影増強効果を認める．
C：MR spectroscopy では造影増強病変において Cho の上昇と NAA の低下を認めた．1.3 ppm には lipid/lactate peak が出現しており，嫌気性代謝や壊死が疑われる．前回と比べて Cho/Cr 比は上昇しており，細胞膜代謝の亢進が示唆される．

Discussion ― ②治療はどうするか？

Gliomatosis cerebri の治療としては，放射線療法（全脳照射）や化学療法（PCV〔プロカルバジン〕，CCNU（ロムスチン）およびビンクリスチンまたはテモゾロミド）が行われる（腫瘍は広範に浸潤しているため，根治的切除は難しい）．

全脳照射は生命予後の延長に有用[1,2]だが，根治を目指して大線量を当てた場合には認知機能障害と人格変化が強く生じてしまう．化学療法の併用は効果が乏しかったとする報告[1]も，有効であったとの報告[2]もある．また，放射線療法とテモゾロミドの併用で腫瘍が消失したとの報告[5]もある．今後の治療法の発展が求められている．

大脳神経膠腫症
(gliomatosis cerebri)

引用・参考文献

1) Chen S, Tanaka S, Giannini C, et al: Gliomatosis cerebri: clinical characteristics, management, and outcomes. J Neurooncol 112: 267-75, 2013
2) Kong D-S, Kim AT, Lee J-I, et al: Impact of adjuvant chemotherapy for gliomatosis cerebri. BMC Cancer 10: 424-30, 2010
3) Bendszus M, Warmuth-Metz M, Klein R, et al: MR spectroscopy in gliomatosis cerebri. AJNR Am J Neuroradiol 21: 375-80, 2000
4) McKnight TR, Lamborn KR, Love TD, et al: Correlation of magnetic resonance spectroscopic and growth characteristics within Grades II and III gliomas. J Neurosurg 106: 660-6, 2007
5) Mattox AK, Lark AL, Adamson DC: Marked response of gliomatosis cerebri to temozolomide and whole brain radiotherapy. Clin Neurol Neurosurg 114: 299-306, 2012

Key Points

- 病理が low-grade glioma でも，早期に悪性転化する場合があり，経過観察が重要である．

（山口真司ほか）

Coffee Break ③
微弱な増強効果の検出に造影 FLAIR

　造影増強効果の評価に通常用いる造影 T1 強調画像では，髄膜の微弱な増強効果を検出できない場合があります．この検出に造影 FLAIR が有効です．
　結核性髄膜炎の症例です．造影 T1 強調画像では増強効果の検出は困難です（図**A**）が，造影 FLAIR では，明瞭に同定可能です（図**B**）．造影 FLAIR は腫瘍の検出にも有効です（図**C, D**）．

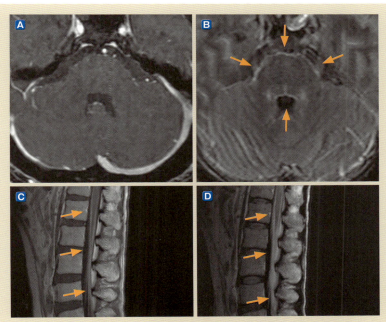

A：造影 T1 強調画像．橋の前面に沿って高信号が見られるが，異常かどうかはっきりしない．
B：造影 FLAIR．橋の表面（→）や脳溝に増強効果を認め，髄膜の炎症を反映していると考えられる．大脳や小脳の脳溝にも増強効果を認める．
C：造影 T1 強調画像．脊髄円錐や馬尾に沿った増強効果を認める（→）．剖検にて悪性リンパ腫の浸潤が確認された．
D：造影 FLAIR．図 C と比べ，極めて強い増強効果を認める．

6 大脳白質・線条体に相次いで出現する拡散低下

急に工事現場の作業ができなくなった68歳男性

難易度レベル ★★☆

病　歴

　職業は防災工事作業員．某年1月下旬から急に，職場で指示を理解できない，数えられない，単純作業ができないなどの症状が出現した．行動異常，認知機能障害が急速に進行し，発症2週間後に精神科病院に入院した．症状はさらに進行し，寝たきりで発語がまったくなくなった．発症1.5カ月後，当院に入院となった．

現　症

　一般身体所見に異常なし．自発的に開眼や追視は見られるものの発語はなく，コミュニケーションは不能．痛み刺激，視覚・音刺激に対する逃避反応あり．四肢で Gegenhalten を認め，頸部で筋緊張亢進．両側で強制把握反射陽性．

検査所見

　血液・生化学検査で特記所見なし．血液ガスでは pCO_2 35.6 mmHg，pO_2 90.1 mmHg，BE 1.1 mEq/L，O_2-Hb 96.3 %，CO-Hb 1.0 %（基準内）．髄液検査で細胞数 2/3 μL，蛋白 63 mg/dL，ミエリン塩基性蛋白 499 pg/mL（基準 102 以下）．脳波ではびまん性徐波．胸腹部造影CT，^{67}Ga シンチグラフィ，ランダム皮膚生検で異常なし．前医の頭部MRIを供覧する（図1）．

1章 大脳白質を含む病変

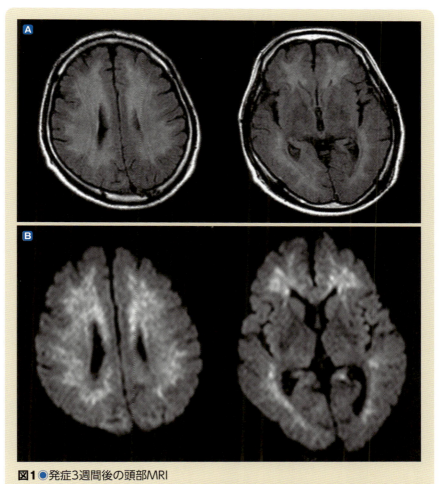

図1● 発症3週間後の頭部MRI
FLAIR（A），拡散強調画像（B）で大脳白質に左右対称でびまん性の高信号を認める．

Discussion Points

❶ 大脳白質，基底核で拡散低下を生じる病態は何か？
❷ 本例の診断は何か？

経　過

　発症 2 カ月後の時点で線条体にも病変を認めた（**図2**）．一方，その後，呼びかけに対して頷いたり痛み刺激に対して「痛い」と答えるなど，症状は軽度

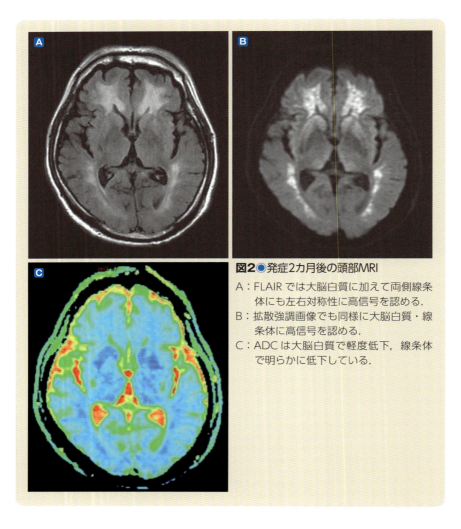

図2●発症2カ月後の頭部MRI
A：FLAIRでは大脳白質に加えて両側線条体にも左右対称性に高信号を認める．
B：拡散強調画像でも同様に大脳白質・線条体に高信号を認める．
C：ADCは大脳白質で軽度低下，線条体で明らかに低下している．

1章 大脳白質を含む病変

改善した．発症3カ月後には軽介助で食事や歩行ができ，あいさつ程度のコミュニケーションが可能となった．

Discussion ― ① 大脳白質，基底核で拡散低下を生じる病態は何か？

大脳白質においてびまん性の拡散低下を呈する病態は多数存在する．しかし，大脳白質と基底核の両者に病変が出現する場合，低酸素／虚血性脳症，一酸化炭素（CO）中毒，メタノール中毒，低血糖脳症などを考える（**表1**）[1]．

表1 ● 大脳白質／基底核でADC低下を呈する病態（文献1を改変）

大脳白質で ADC 低下を呈する病態	基底核で ADC 低下を呈する病態
低酸素／虚血性脳症	Creutzfeldt-Jakob 病
一酸化炭素中毒	低酸素／虚血性脳症
低血糖脳症	一酸化炭素中毒
メタノール中毒	低血糖脳症
ヘロイン中毒	高血糖脳症
エチレングリコール中毒	メタノール中毒
Wernicke 脳症	シアン中毒
白質ジストロフィー	高アンモニア血症
ウイルス性脳炎	てんかん発作
フェニルケトン尿症	浸透圧性脱髄症候群
化学療法	脳梗塞（静脈性を含む）
放射線療法	
RCVS，PRES	

RCVS : reversible cerebral vasoconstriction syndrome
PRES : posterior reversible encephalopathy syndrome

Discussion ——②本例の診断は何か？

　拡散強調画像における病変分布などから，CO中毒やメタノール中毒を疑った．しかし視神経の異常を伴わないことからメタノール中毒は否定的で，CO中毒による遅発性神経障害（delayed neurologic sequelae）の可能性が高いと考えた．しかしその病歴が得られず，診断確定は不可能とも思われた．

　事態は意外な展開を見せた．本稿共著者の一人が同年4月に外勤先で，認知機能障害（Mini-Mental State Examination 22/30）と軽度パーキンソニズムを呈する79歳女性（症例2）を診察した．その際に本例と症例2が友人同士であることが判明し，同年1月末に二人で川辺にバーベキューに出かけ，車中で炭を焚いたとの情報を聴取した．そのとき症例2は急性の意識障害を呈し，本例によって病院に搬送されたという．症例2のMRI（**図3**）では大脳白質・淡蒼球に病変が認められ，CO中毒に一致する画像所見であった．以上を踏まえ，両者ともCO中毒による遅発性神経障害（delayed neurologic sequelae after carbon monoxide poisoning，症例2は急性CO中毒を伴う）と診断した．

　CO中毒の頭部MRIでは大脳白質・淡蒼球の病変が特徴的とされる．しかし過去の報告[2]では，MRIを施行したCO中毒19例中7例で基底核病変を欠いており，淡蒼球病変がないからといってCO中毒を除外してはならない．また，本例のように大脳白質に遅れて線条体に病変が出現する場合があり[3]，CO中毒が疑われる症例では拡散強調画像，ADC mapを含むMRIのフォローアップが有用と思われる．

1章 大脳白質を含む病変

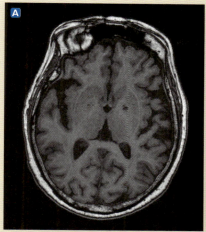
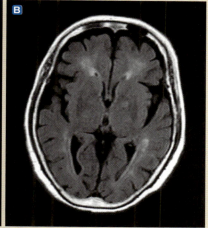
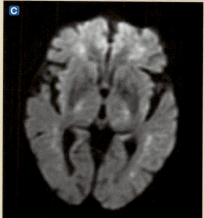

図3 症例2(79歳女性)の頭部MRI（発症2.5カ月後）

A：T1強調画像では左優位に淡蒼球の低信号を認める．
B：FLAIRでは大脳白質および左淡蒼球に高信号を認める．
C：拡散強調画像では大脳白質に淡い高信号，左淡蒼球に軽度低信号を認める．

一酸化炭素中毒による遅発性神経障害
(delayed neurologic sequelae after carbon monoxide poisoning)

引用・参考文献

1) Finelli PF: Diagnostic approach to restricted-diffusion patterns on MR imaging. Neurol Clin Pract 2: 287-93, 2012
2) O'Donnell P, Buxton PJ, Pitkin A, et al: The magnetic resonance imaging appearances of the brain in acute carbon monoxide poisoning. Clin Radiol 55: 273-80, 2000
3) Sener RN: Acute carbon monoxide poisoning: diffusion MR imaging findings. AJNR Am J Neuroradiol 24: 1475-7, 2003

Key Points

- 大脳白質・線条体に拡散低下を認める場合，淡蒼球病変を伴わなくとも，一酸化炭素中毒を考慮する．

（沖　良祐ほか）

Coffee Break ❹
拡散強調画像高信号に要注意！

　拡散強調画像（diffusion-weighted imaging：DWI）は水分子の拡散現象[*1]を画像化した方法で，脂肪抑制T2強調画像にmotion probing gradient（MPG）を加えたものです．急性期脳梗塞の検出にMRIのDWIが有用であるのは周知のとおりで，拡散が制限された部位が相対的に高信号となります．急性期脳梗塞では細胞性浮腫が起きるため，水分子の拡散が制限されることにより，高信号となるわけです．ただし脳梗塞以外でも，水分子の拡散制限が起きる病態

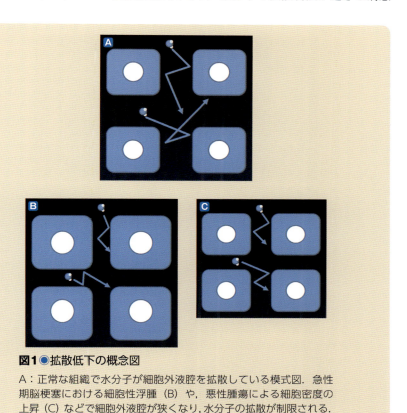

図1●拡散低下の概念図
A：正常な組織で水分子が細胞外液腔を拡散している模式図．急性期脳梗塞における細胞性浮腫（B）や，悪性腫瘍による細胞密度の上昇（C）などで細胞外液腔が狭くなり，水分子の拡散が制限される．

で高信号を呈するため（**図1**），病態を慎重に見極める必要があります（**図2**）．

また，T2強調画像高信号の領域がDWIでも高信号を呈する場合もあり，これはT2-shine through効果と呼ばれます．真の拡散制限とT2-shine throughを区別するために用いられるのがADC map（apparent diffusion coefficient：見かけの拡散係数）です．拡散制限がある場合にはADCは低値，ADC mapでは低信号で描出されます．

＊1 厳密には水分子ではなくプロトンの拡散現象を観察している．ただし，大部分のプロトンは水分子として存在しており，「水分子の〜」でおおむね正しい．

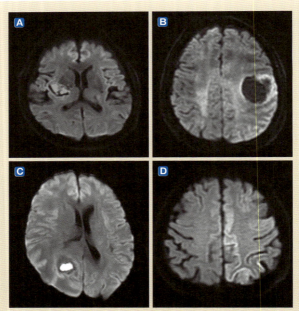

図2●急性期脳梗塞以外で，DWIで高信号を呈する代表的な中枢神経疾患
A：脳出血．右被殻出血を認める．
B：悪性腫瘍．左前頭葉を主座とする神経膠芽腫．
C：脳膿瘍．右頭頂後頭葉深部に膿瘍を認める．
D：Creutzfeldt-Jakob病．左前頭頭頂葉皮質に沿った高信号を認める．

2章 大脳基底核を含む病変

1 片側基底核のT1強調画像高信号
　　右手足が勝手に動きはじめた80歳女性

2 基底核における左右対称の浮腫性病変
　　透析後に急に動けなくなった71歳男性

3 基底核におけるT1強調画像の顆粒状高信号
　　肺腺癌治療中に種々の神経症状を呈した64歳女性

4 基底核および側脳室三角部の病変
　　急速にADL低下をきたした68歳女性

5 脳実質・脳表におけるT2*強調画像低信号
　　軽度の認知機能障害と歩行失調を呈する68歳女性

片側基底核のT1強調画像高信号
右手足が勝手に動きはじめた80歳女性

難易度レベル ★☆☆

病　歴

　某日，急に右上下肢が勝手に動くようになった．症状は徐々に激しくなり，包丁やハサミを使った作業ができなくなったため受診．発症17日後に入院した．既往歴に特記事項なし．

現　症

　意識清明，脳神経異常なし，四肢筋力低下なし，筋強剛なし．右上下肢に舞踏運動ないしバリズムと考えられる不随意運動を認めた．腱反射は四肢で低下（アキレス腱反射は消失）．協調運動正常，振動覚は右下肢で低下．

検査所見

　空腹時血糖279 mg/dL，食後2時間血糖453 mg/dL，HbA1c 14.0％，BUN 14 mg/dL，Cre 0.55 mg/dL，Na 138 mEq/L，K 4.5 mEq/L，Cl 102 mEq/L，抗グルタミン酸デカルボキシラーゼ（GAD）抗体陰性．発症18日後の頭部MRIを供覧する（図1）．

Discussion Points

❶ T1強調画像で基底核が高信号となる病態は何か？
❷ 本例の診断は何か？

2章 大脳基底核を含む病変

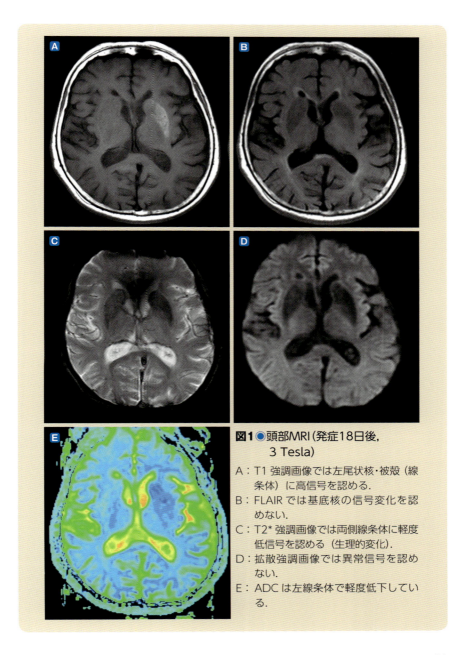

図1●頭部MRI（発症18日後，3 Tesla）

A：T1強調画像では左尾状核・被殻（線条体）に高信号を認める．
B：FLAIRでは基底核の信号変化を認めない．
C：T2*強調画像では両側線条体に軽度低信号を認める（生理的変化）．
D：拡散強調画像では異常信号を認めない．
E：ADCは左線条体で軽度低下している．

経　過

インスリンによる血糖管理とともに，不随意運動治療のためハロペリドール内服を開始した．症状は速やかに改善し発症20日後には消失したため，その後ハロペリドールは漸減・中止した．発症4カ月後にMRIを再検した（**図2**）．

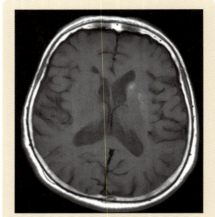

図2● 頭部MRI（発症4カ月後, 3 Tesla）
T1強調画像における左尾状核・被殻の高信号は軽減している．

Discussion ―① T1強調画像で基底核が高信号となる病態は何か？

病態としては比較的限られ，以下をまず考慮する．すなわち，出血・出血性梗塞，非経口栄養，カルシウム代謝異常，神経線維腫症，低酸素／虚血性脳症，慢性後天性肝不全である[1]．具体的な原因と鑑別診断を**表1**に示す．

Discussion ―② 本例の診断は何か？

急性発症の舞踏運動が片側のみに認められ，頭部MRIでは舞踏運動の反対側の基底核にT1強調画像高信号を認めた．発症前に糖尿病は指摘されていなかったが，血糖・HbA1cの高値を踏まえ糖尿病性舞踏病（diabetic chorea）と診断した（**表2**）[2]．

表1● T1強調画像で基底核が高信号となる病態

常磁性体	
メトヘモグロビン	脳出血, 出血性梗塞, 日本脳炎
マンガン	完全静脈栄養
銅	Wilson病
石灰化	Fahr病, 副甲状腺機能低下症, 結節性硬化症, 生理的石灰化
過誤腫	神経線維腫症1型
その他	低酸素/虚血性脳症, 慢性後天性肝脳変性, 糖尿病性舞踏病, ガドリニウム反復投与, 核黄疸

表2● 糖尿病性舞踏病の診断基準(文献2より改変)

1) 突然発症の一側または両側の舞踏運動・バリズムであること
2) 1)の発現時またはその前に, 高血糖状態か急激な血糖変化を認めること
3) MRI T1強調画像で被殻に高信号を認めること
4) 糖尿病以外の舞踏運動を生じる原因を否定できること
画像の特徴
a) 被殻以外に淡蒼球・尾状核にも異常信号が見られる場合がある
b) T2強調画像では低〜等〜高信号[3]とさまざまである
c) CTでは高〜等吸収域を呈する

　糖尿病性舞踏病はコントロール不良の糖尿病を有する高齢者(特にアジア系)に多く報告されている. 病態については十分解明されていないが, 虚血, 点状出血, 代謝異常などが考えられている[2]. 頭部MRIでは舞踏運動の対側の被殻における可逆性のT1強調画像高信号が特徴的である. 被殻は必発だが, 淡蒼球・尾状核にも異常信号が見られることがある (**図3**).

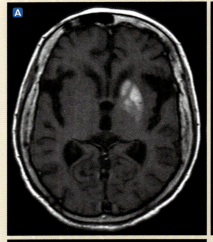
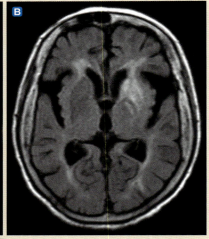
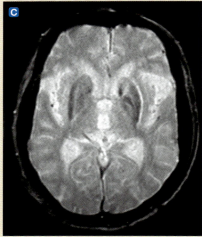

図3 ● 糖尿病性舞踏病症例(85歳女性)の頭部MRI(1.5 Tesla)

未治療の糖尿病があった.ケトン性昏睡(随時血糖717 mg/dL)のため入院,同時期から右上下肢の不随意運動が出現した.血糖コントロール後も舞踏運動が改善しないため紹介され,MRI検査を受けた.

A:T1強調画像で左尾状核・被殻に加えて淡蒼球にも高信号を認める.
B:FLAIRで同部位は軽度高信号である.
C:T2*強調画像で基底核の左右差は明らかでない.

2章 大脳基底核を含む病変

診断

糖尿病性舞踏病（diabetic chorea）

引用・参考文献

1) Lai PH, Chen C, Liang HL, et al: Hyperintense basal ganglia on T1-weighted MR imaging. Am J Roentgenol 172: 1109-15, 1999
2) 永井知代子：III. 不随意運動：診断と病態 1. 舞踏運動とバリズム．日内会誌 93: 1545-50, 2004
3) Lee BC, Hwang SH, Chang GY: Hemiballismus-hemichorea in older diabetic women: a clinical syndrome with MRI correlation. Neurology 52: 646-8, 1999

Key Points

舞踏運動を突然発症した高齢者では血糖，HbA1c，T1強調画像を確認する．

（山本伸昭ほか）

Coffee Break ⑤
MRI conditional

　かつては「脳動脈瘤クリップ，心臓ペースメーカー，人工内耳は MRI を撮影してはいけない」と教えられました．しかし今では，脳動脈瘤クリッピング後に MRI を撮影するのは常識となっています．

　心臓ペースメーカーや人工内耳も，一定の条件下で MRI を撮影できる「条件付き MRI 対応」，英語では"MRI conditional"の製品が発売されています．ちなみに，無条件で MRI を撮影できる医療材料は"MRI safe"，いかなる状況でも MRI を撮影できない医療材料は"MRI unsafe"と呼ばれます．

　条件付き MRI 対応ペースメーカーや ICD（Implantable Cardioverter Defibrillators，植込み式除細動器），CRT（Cardiac Resynchronization Therapy，心臓再同期療法）装置にはさまざまな商品があります．撮影するには植込みから 6 週間以上経過していること，MRI 対応リードを使っていること，撮影前後にモード変更を行うことなどの共通点はありますが，相違点もあり，植込んだ装置に応じた対応が必要です．人工内耳でも同様で，器具によって事前の対応が異なるため，不明な点はメーカーに確認するなど，安全に配慮する必要があります．

　この分野は現在進行形で発展しており，数年後には状況がまったく変わっている可能性があります．撮影される際には，製品を確認のうえ，メーカーや MRI 室にご相談ください．

基底核における左右対称の浮腫性病変
透析後に急に動けなくなった71歳男性

難易度レベル ★★★

病　歴

　30年来の糖尿病があり，1年前から糖尿病性腎症に対して週3回の血液維持透析を受けていた．自家用車を運転し独力で通院可能なADLだった．

　某日，血液透析を受けた後，四肢の脱力感が出現した．翌日に低血糖を認め血糖値を是正されたが，四肢脱力感は改善しなかった．1週間後に当院に紹介され入院した．

現　症

　意識清明，動作緩慢，仮面様顔貌，小声を認めた．頸部，体幹，四肢に同程度かつ左右対称性の筋強剛あり．安静時振戦は認めなかった．著明な姿勢反射障害のため起立は困難であった．両側Babinski徴候陽性．

検査所見

　入院時採血ではBUN 44 mg/dL，Cre 9.20 mg/dL，Na 134 mEq/L，K 4.0 mEq/L，Cl 91 mEq/L，血糖 158 mg/dL，HbA1c 6.1%．発症翌日に前医で施行された頭部CT・MRI（図1），1週間後（入院時）の頭部MRI（図2）を供覧する．

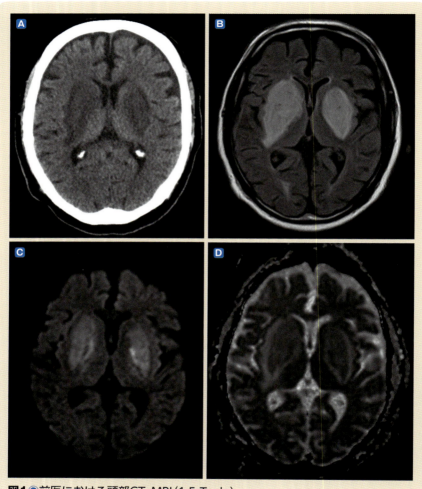

図1● 前医における頭部CT・MRI（1.5 Tesla）

A：CTでは両側被殻・淡蒼球に低吸収を認め，軽度腫大している．
B：MRI（FLAIR）で上記病変は高信号を呈する．
C：拡散強調画像で上記病変は高信号を呈し，特に淡蒼球で高度である．
D：ADCは淡蒼球で低下し，被殻・淡蒼球の周囲で上昇している．

2章 大脳基底核を含む病変

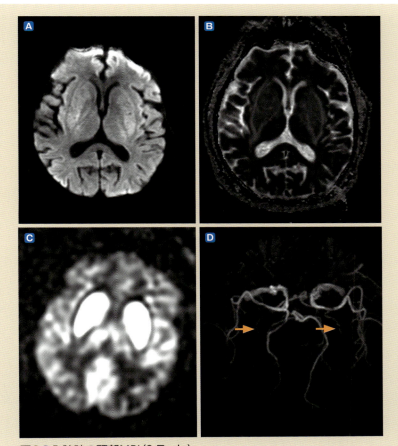

図2 ● 入院時の頭部MRI（3 Tesla）
A：拡散強調画像の高信号は消退傾向である．
B：ADCの淡蒼球での変化は不明瞭になり，病変周囲での上昇は残存している．
C：Arterial spin labeling（ASL）は両側基底核での高度血流増加を示す．
D：MRAでは両側中大脳動脈の穿通枝が拡大して見える（→）．

Discussion Points
❶ 診断は何か？
❷ 予後はどうか？

Discussion ― ①診断は何か？

　本例では筋強剛・寡動を主体とした左右差のない高度なパーキンソニズムを認め，錐体路徴候を伴った．エピソードからは急性発症したものと考えられた．頭部 MRI では両側基底核および周辺領域に左右対称性の浮腫性病変を認め，著明な血流増加を伴った．

　鑑別診断として①橋外髄鞘崩壊症（extrapontine myelinolysis：EPM），②可逆性後頭葉白質脳症（posterior reversible encephalopathy syndrome：PRES），③静脈洞血栓症，④血管炎（神経ベーチェット病，神経梅毒など）に伴う静脈性梗塞，⑤中毒（メタノール中毒，シアン中毒，スギヒラタケ脳症など），⑥代謝性脳症（低血糖症，低酸素性脳症など）が挙がった．

　① EPM などの浸透圧性脱髄症候群は浸透圧の急激な変化に伴って生じる．入院前日の透析では前値 Na 128 mEq/L，BUN 53 mg/dL，後値 Na 136 mEq/L，BUN 21 mg/dL で，透析前後で血糖値と K 値が一定とすると血清浸透圧差は約 5 mOsm/L にとどまった．また，EPM の基底核病変は尾状核・被殻を侵し淡蒼球を免れるのが特徴で，本例の病変分布とは異なっていた．なお，橋中心髄鞘崩壊症の所見は認めなかった．

　②次に，血圧変動を契機とした PRES を疑った．実際，発症翌日には血圧 200/80 mmHg と高値であり，PRES の可能性は否定できなかった．しかし，後述のように他の疾患がより疑われた．

　③ MR venography で静脈洞の信号欠損は認めなかった．D-dimer 上昇や血栓傾向をきたす全身性疾患は伴わなかった．

　④血管炎に関連する血清学的マーカーはいずれも陰性であった．

　⑤⑥中毒および代謝性脳症に関して，積極的に疑う材料に乏しかった．

入院後経過

当初 EPM を疑った．L-dopa を開始しステロイド・パルスを行ったところ，パーキンソニズムは軽度改善した（自然経過の可能性も考えられた）．その後，糖尿病性尿毒症症候群（diabetic uremic syndrome）とされる病態の臨床・画像所見[1, 2]が本例と合致することが判明し，そのように診断した[3]．入院2週後に MRI を再検したところ，基底核の異常信号は消退傾向であった（図3）．リハビリのため紹介元に転院したが，その後から低血糖発作を繰り返すようになり，当院初診から1カ月後に死亡した．

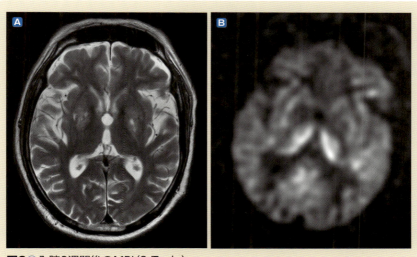

図3 ● 入院2週間後のMRI（3 Tesla）
A：T2強調画像で基底核の広範な高信号は消退しているが，新たに小さい高信号病変が見られ，囊胞性変化を示唆する．
B：ASL で基底核の血流はむしろ低下している．

Discussion ——② 予後はどうか？

糖尿病性尿毒症症候群は以下の特徴を有する．①主に糖尿病を有する透析患者に見られ，②急性〜亜急性にパーキンソニズムおよび種々の神経症状を呈し，③左右対称性の基底核病変が出現しのちに消退する．神経症状の予後は不変〜完全回復まで症例によってさまざまだが，本例のようにその後の生命予後が不良な例が多い[1, 3]．

本症はアジアを中心に報告が散見され，本邦では糖尿病性腎症で透析を受けている患者が多いため，ぜひ念頭に置かれたい．

糖尿病性尿毒症症候群 (diabetic uremic syndrome)

引用・参考文献

1) Wang H-C, Cheng S-J: The syndrome of acute bilateral basal ganglia lesions in diabetic uremic patients. J Neurol 250: 948-55, 2003
2) 西村芳子，柴田興一，船木威徳，他：亜急性のパーキンソニズムを呈しMRI上両側大脳基底核病変をみとめた糖尿病性尿毒症症候群（diabetic uremic syndrome）の1例．臨床神経 53: 217-23, 2013
3) Osaki Y, Fujita K, Abe T, et al: Parkinsonism in a diabetic uremic patient. Neurology, in press

Key Points

- 透析患者で急性発症したパーキンソニズムを見た場合，各種の代謝性障害とともに糖尿病性尿毒症症候群の鑑別を要する．

（大崎裕亮ほか）

3 基底核におけるT1強調画像の顆粒状高信号

肺腺癌治療中に種々の神経症状を呈した64歳女性

難易度レベル ★★★

病歴

既往歴：5年前，肺腺癌のため左下葉切除術を受け，術後テガフール・ウラシルを開始した．2年半前，胸膜播種のため胸膜癒着術を受け，術後シスプラチン＋ペメトレキセドを開始した．その後，多発肺転移を認め，*EGFR* 遺伝子変異陽性を踏まえ，1年半前ゲフィチニブ（イレッサ®）による治療に変更した．

現病歴：約1年前から喚語困難，右上下肢の使いづらさが出現し徐々に増悪した．その後，嚥下困難，歩行障害，認知機能障害も出現した．某年1月，右上肢に痙攣が出現し入院した．

現症

発熱なし．意識清明，発語緩徐，開閉眼の従命可能．Mini-Mental State Examination 18/30．項部硬直なし．眼位正中，眼振なし．右顔面，右上下肢に周期的な筋収縮あり．四肢腱反射亢進，病的反射なし．

検査所見

血液・生化学：CEA 3.4 ng/mL（基準＜5）．以下は陰性（抗核抗体，抗甲状腺ペルオキシダーゼ抗体，抗サイログロブリン抗体，抗SS-A抗体，抗SS-B抗体，抗GAD抗体，傍腫瘍性神経症候群関連抗体，C-ANCA，P-ANCA，

ACE,可溶性 IL-2 受容体,β_2ミクログロブリン).

髄液:初圧 14 cmH$_2$O,細胞数 1/μL,蛋白 24 mg/dL,糖 79 mg/dL,CEA 0.5 ng/mL,細胞診(2 回提出)class Ⅱ.

入院 1 年前(**図1**),入院時(**図2**)の頭部 MRI を供覧する.

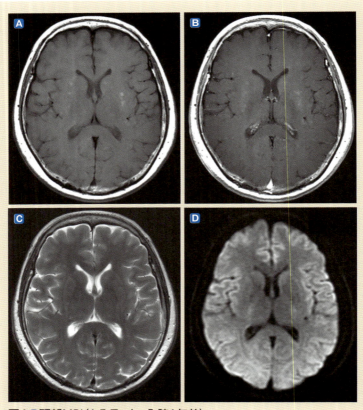

図1●頭部MRI(1.5 Tesla, 入院1年前)
A:T1 強調画像.両側基底核に顆粒状の高信号病変が散在する.
B:造影 T1 強調画像.上記病変に明らかな造影増強効果を認めない.
C:T2 強調画像.両側基底核に淡い高信号病変を認める.
D:拡散強調画像では明らかな異常所見を認めない.

2章　大脳基底核を含む病変

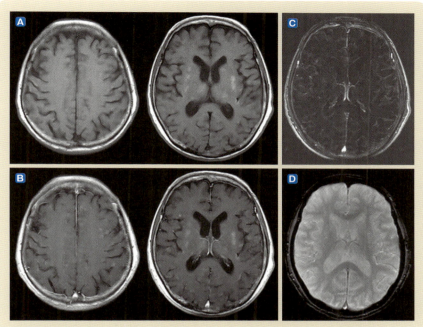

図2● 頭部MRI（1.5 Tesla, 入院時）
A：T1強調画像．基底核病変はやや拡大・融合し，大脳皮質や白質にも軽度高信号の病変を認める．脳実質はやや萎縮している．
B：造影T1強調画像．脳表病変は単純T1強調画像（A）より明瞭である．
C：Subtraction画像（造影［B］−単純［A］）．基底核病変に造影増強効果を認めない．
D：T2強調画像．基底核その他に低信号病変を認めない．
なお，脳^{201}Tlシンチグラフィで有意な集積を認めていない．

Discussion Points

❶ 診断は何か？

❷ 基底核のT1強調画像高信号は何に由来するか？

Discussion ― ①診断は何か？

 本例は高齢の担癌（肺腺癌）患者で慢性～亜急性に多様な神経症状を呈し，進行性の MRI 異常を伴った．鑑別診断として，①肺腺癌の中枢神経系転移，②ゲフィチニブの有害事象，③傍腫瘍性神経症候群が挙がった．①基底核主体の病変であるため，主に Virchow–Robin 腔を侵す転移性病変が想起されたが，髄液細胞診は陰性で決め手を欠いた．②ゲフィチニブの有害事象としての神経症状については，報告は見られたが画像所見が合うか不明であった．③傍腫瘍性神経症候群は肺腺癌よりむしろ肺小細胞癌に伴いやすく，本例の画像所見は同症候群に合致せず，関連抗体も陰性のため，否定的であった．

 左基底核病変につき定位的脳生検を施行し（**図3**），肺腺癌の中枢神経系転移と診断した（**図4**）[1]．振り返って，CEA の髄液／血清比 0.15（基準 < 0.01）は異常値で，髄膜（を含む）転移に合致した[2]．全脳照射を施行したが症状は改善しなかった．

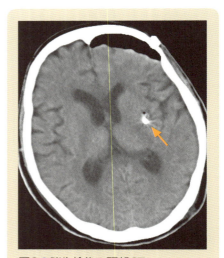

図3● 脳生検後の頭部CT
→（術後ドレーン先端）は生検部位を示す．

2章 大脳基底核を含む病変

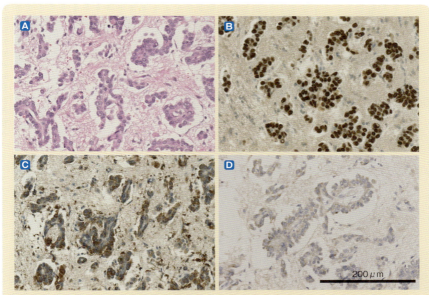

図4● 左基底核病変の生検組織所見
A：HE染色．異型細胞が一部で腺腔を形成し，micropapillary な構築が見られる．
B：Thyroid transcription factor 1（TTF-1）染色，C：Napsin A 染色．これらの細胞は TTF-1，napsir A に陽性で，肺腺癌の転移として矛盾しない．
D：CEA 染色でも陽性である．

Key Word

傍腫瘍性神経症候群

　傍腫瘍性神経症候群（paraneoplastic neurological syndrome：PNS）は，担癌者に自己免疫学的機序により生じる種々の神経症候群である．病型としては脳脊髄炎，小脳変性症，辺縁系脳炎などがある．通常神経症状の出現が腫瘍の発見に先行し，発症初期から病型に特徴的な自己抗体が検出される．腫瘍原発巣，神経症候，抗体の種類の間に比較的一定の関連があり（例：肺小細胞癌に伴う抗 Hu 抗体），抗体検出が本症の診断および腫瘍早期発見に有用である[3]．

Discussion ─②基底核のT1強調画像高信号は何に由来するか？

　前項と重複する部分もあるが，基底核におけるT1強調画像高信号病変の原因として，脂肪，石灰化，高蛋白，常磁性体（paramagnetic substances；造影剤のGd化合物，メトヘモグロビン〔亜急性期血腫〕，メラニン，マンガン等），悪性黒色腫（melanoma），その他の悪性腫瘍が知られる[4, 5]．本例では，腺癌に由来するCEA等の蛋白がT1強調画像高信号に寄与したと推測した．一方，T2*強調画像で異常を認めず，石灰化や常磁性体の可能性は低いと考えた．また，悪性黒色腫は血液やメラニンのためT1強調画像高信号を呈するが，前述のごとく生検ではそれらを認めなかった．

　最後に，癌治療と転移性病変の関連に触れる．非小細胞肺癌でゲフィチニブが奏効した場合，再発は中枢神経系（脳・髄膜）に多く[6]，本例も同様だった．しかし本例では髄液・画像所見が非典型的で，これはゲフィチニブによる治療が中枢神経系病変の進展を抑えたためと考えられる．実際，ゲフィチニブは非小細胞肺癌患者の脳転移病変に治療効果を有すると報告されている[7]．このように，治療によって髄液・画像所見が非典型的となり得ることに留意が必要で，そういった場合は腫瘍マーカーの髄液／血清比も診断の一助となろう．

謝辞　徳島大学病院病理部・榊 美佳先生（脳生検組織診断），杏林大学神経内科・内堀 歩先生（傍腫瘍性神経症候群関連抗体測定）に深謝する．

2章 大脳基底核を含む病変

肺腺癌の中枢神経系転移
(central nervous system metastasis of lung adenocarcinoma)

引用・参考文献

1) Fujita K, Sakai W, Harada M, et al: Basal ganglia hyperintensity on T1-weighted imaging of a patient with central nervous system metastasis producing carcinoembryonic antigens. Intern Med 52: 381-3, 2013
2) Taillibert S, Laigle-Donadey F, Chodkiewicz C, et al: Leptomeningeal metastases from solid malignancy: a review. J Neurooncol 75: 85-99, 2005
3) 田中惠子：傍腫瘍性神経症候群と抗神経抗体. 臨床神経 50: 371-8, 2010
4) Lai PH, Chen C, Liang HL, et al: Hyperintense basal ganglia on T1-weighted MR imaging. Am J Roentgenol 172: 1109-15, 1999
5) Gaviani P, Mullins ME, Braga TA, et al: Improved detection of metastatic melanoma by T2*-weighted imaging. Am J Neuroradiol 27: 605-8, 2006
6) Omuro AM, Kris MG, Miller VA, et al: High incidence of disease recurrence in the brain and leptomeninges in patients with nonsmall cell lung carcinoma after response to gefitinib. Cancer 103: 2344-8, 2005
7) Jamal-Hanjani M, Spicer J: Epidermal growth factor receptor tyrosine kinase inhibitors in the treatment of epidermal growth factor receptor-mutant non-small cell lung cancer metastatic to the brain. Clin Cancer Res 18: 938-44, 2012

Key Points

- 基底核における単純 T1 強調画像の高信号病変は，特に担癌患者において，転移を含め診断のために有用な手掛かりとなる．

（藤田浩司ほか）

基底核および側脳室三角部の病変
急速にADL低下をきたした68歳女性

病　歴

　病前の生活は自立しており，娘の家事を手伝うなど活動的であった．1年前から歩行障害，構音障害を認めるようになった．症状は次第に進行し，記銘力低下を伴った．3カ月前には自立した生活は困難となり，寝たきり状態となった．近医の頭部画像検査で異常を認め，当院に紹介された．

現　症

　意識は嗜眠．呼びかけに対し小さな声で応答は見られるものの会話不能であった．四肢の従命は不可で，痛み刺激に対する逃避反応は見られた．嚥下不能で経管栄養を行っていた．

検査所見

　白血球 7,400 / μL，CRP 2.1 mg/dL．CEA，CA19-9，可溶性IL-2受容体，β_2ミクログロブリンはいずれも基準内であった．胸腹部CTでは明らかな病変は認めなかった．
　頭部CT（**図1**），MRI（**図2**）を供覧する．

Side Memo 認知症スケール[1]

よく用いられるスクリーニング検査として改訂長谷川式認知症スケール（HDS-R）と Mini-Mental State Examination（MMSE）がある．HDS-R は本邦で，MMSE は本邦を含め世界で広く使われている．この2つの検査では MMSE の「図の模写」を除けばすべての項目が言語性課題であるため，言語機能障害があれば点数が低くなりやすいが，逆に視空間認知などの障害は検出されにくい．

基本的な注意として，MMSE では3つの指示（右手にこの紙を持ってください，それを半分に折りたたんでください，机の上に置いてください）を聞かせて実行させる課題があるが，1つの指示を言うごとに実行させるのではなく，はじめに3つすべて言ってから実行させる．

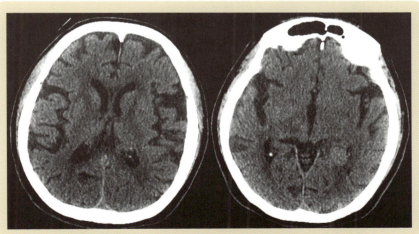

図1 ● 初診時の頭部単純CT
両側基底核に淡い低吸収を認める．また，左側脳室三角部近傍に脳実質よりもやや高吸収で約 2 cm 大の腫瘤を認める．

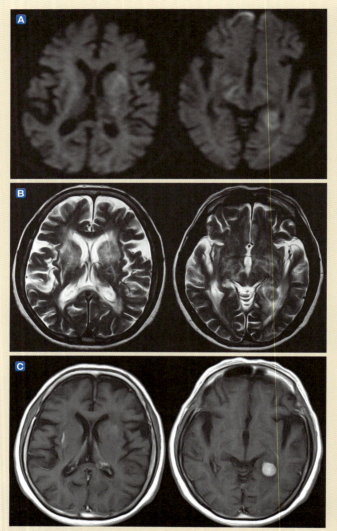

図2●初診時の頭部MRI（その1）

A：拡散強調画像は両側基底核，三角部腫瘤で軽度高信号を示す．
B：T2強調画像では両側基底核は高信号，三角部腫瘤は等〜やや高信号である．
C：造影T1強調画像で両側基底核は淡く，三角部腫瘤は均一に増強される．

2章 大脳基底核を含む病変

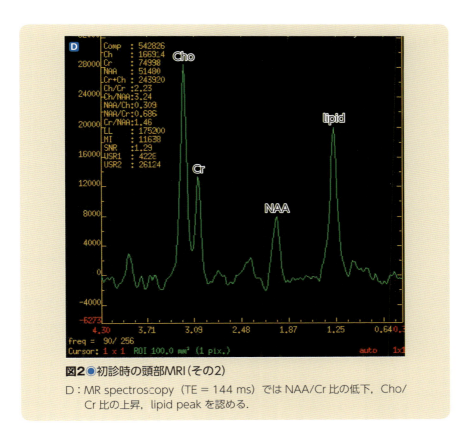

図2 ● 初診時の頭部MRI（その2）

D：MR spectroscopy（TE = 144 ms）ではNAA/Cr比の低下，Cho/Cr比の上昇，lipid peakを認める．

Discussion Points
❶ 診断は何か？
❷ 治療はどうするか？

Discussion —①診断は何か？

 鑑別診断として転移性脳腫瘍，膠芽腫（glioblastoma），中枢神経系原発悪性リンパ腫（primary central nervous system lymphoma：PCNSL）などが考えられた．多発性病変としてまず鑑別すべきは転移性脳腫瘍であるが，本例では腫瘍マーカー，全身 CT の結果から否定的であった．高齢者の原発性脳腫瘍では膠芽腫が鑑別の上位に挙がる．本例の MR spectroscopy（MRS）は悪性のパターンを示したが，造影 MRI での均一な造影増強効果は膠芽腫としては非典型的であった．また，multicentric glioblastoma は膠芽腫の 2 〜 7％と比較的まれである[2]．

 PCNSL は主として単発性だが，約 35％で多発性病変を呈する．好発部位は大脳半球，視床，基底核，脳梁などである．脳室壁や脳表など脳脊髄液と接する部位に発生することも多い．造影 MRI における増強効果はさまざまだが，環状増強効果（ring enhancement）を呈することはまれである．MRS では NAA/Cr 比の低下，Cho/Cr 比の上昇，lipid/lactate peak の出現が見られる[3,4]．

 本例は，造影 MRI で壊死や cystic change を認めないにもかかわらず，MRS で著明な lipid peak が認められた．この所見はリンパ腫に特徴的で，glioma との鑑別に有用と報告されている[5]．

入院後経過 —1

 左側脳室三角部周囲の病変について定位的脳生検を施行した（**図3**）．核／細胞質比の高い異型細胞の浸潤を認め，これらの細胞は CD20，CD79a の B-cell マーカー陽性で，Ki-67 は 90％以上であった．悪性リンパ腫（diffuse large B-cell lymphoma）と診断した．

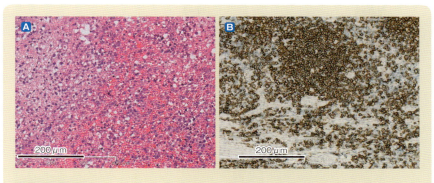

図3 ● 病理所見
核/細胞質比の高い異型細胞の浸潤を認め(A), これらの細胞はCD20陽性(B)であった.

Discussion ─ ②治療はどうするか？

　PCNSLの治療は大量メトトレキサート（methotrexate：MTX）療法と放射線療法を組み合わせた治療が標準的とされる．しかし，この併用療法では中枢神経毒性による短期記憶障害，歩行障害，失禁などをきたしADLが低下することが問題となる．この中枢神経毒性は高齢であるほど出現率が高いとされる．治療により腫瘍をコントロールできてもQOLを維持した生活が困難となる可能性がある．したがって，いかに中枢神経毒性を減らし有効な生存期間を得るかが今後の治療課題である．

　近年，MTXを含めた多剤併用化学療法がさまざまな施設で検討されている．リツキシマブ，テモゾロミド，エトポシド，シタラビンなどの多剤併用化学療法により，有効な奏効率・生存期間が得られたとの報告がなされている．しかし，多剤併用療法では，単剤時に比べ治療合併症の発生が上昇することが問題点である．いくつかの多施設共同試験が進行中であり，その結果が期待される．

入院後経過 ―2

　本例では病理診断確定後，大量 MTX 療法を施行した．治療開始後より腫瘍は縮小傾向を認め，3 カ月後には消失した（**図4**）．腫瘍の消失に伴い意識レベル改善を認め，4 カ月後には意思疎通可能となり，自力で食事摂取できるまでに回復した．

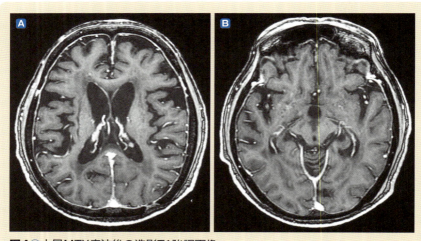

図4●大量MTX療法後の造影T1強調画像
治療に伴い異常信号は消失した．

診断

中枢神経系原発悪性リンパ腫
（primary central nervous system lymphoma：PCNSL）

引用・参考文献

1) 鈴木匡子：高次脳機能障害の診方．臨床神経 49: 83-9, 2009
2) di Russo P, Perrini P, Pasqualetti F, et al: Management and outcome of high-grade multicentric gliomas: a contemporary single-institute series and review of the literature. Acta Neurochir (Wien) 155: 2245-51, 2013
3) Küker W, Nägele T, Korfel A, et al: Primary central nervous system lymphomas (PCNSL): MRI features at presentation in 100 patients. J Neurooncol 72: 169-77, 2005
4) Yap KK, Sutherland T, Liew E, et al: Magnetic resonance features of primary central nervous system lymphoma in the immunocompetent patient: A pictorial essay. J Med Imaging Radiat Oncol 56: 179-86, 2012
5) Yamasaki F, Takayasu T, Nosaka R, et al: Magnetic resonance spectroscopy detection of high lipid levels in intraaxial tumors without central necrosis: a characteristic of malignant lymphoma. J Neurosurg 122: 1370-9, 2015

Key Points

- 慢性に進行する ADL 低下や認知機能障害では，脳腫瘍を鑑別に挙げる．
- 造影 MRI で壊死や cystic change が見られないにもかかわらず MRS で高い lipid peak を認める場合に PCNSL が考えられる．

（中島公平ほか）

Coffee Break ❻
MRI用Gd造影剤の副作用について 最近のトピックス

腎性全身性硬化症（nephrogenic systemic fibrosis：NSF）という珍しい疾患があります[1]．全身の諸臓器や皮膚に線維化が起きる疾患で，治療は対症療法しかありません．危険因子としてMRI用ガドリニウム（Gd）造影剤の大量投与，腎機能低下，炎症性イベント（手術，感染，血管イベント）などが報告されています．「重篤な腎障害のある患者」に対するGd造影剤の投与は，添付文書上「原則禁忌」とされ，裏を返せば慎重に投与することが許されています．しかし，多くの施設では投与していないのではないでしょうか．

近年，腎機能が正常であってもGdが脳や骨髄などに沈着することが注目を集めています[2]．これが臨床的に問題となるかは未知数であり，神経所見との関連がないか今後の報告が待たれます．

引用・参考文献

1) Sadowski EA, Bennett LK, Chan MR, et al: Nephrogenic systemic fibrosis: risk factors and incidence estimation. Radiology 243: 148-57, 2007
2) Kanda T, Ishii K, Kawaguchi H, et al: High signal intensity in the dentate nucleus and globus pallidus on unenhanced T1-weighted MR images: relationship with increasing cumulative dose of a gadolinium-based contrast material. Radiology 270: 834-41, 2014

脳実質・脳表における T2*強調画像低信号

軽度の認知機能障害と歩行失調を呈する68歳女性

難易度レベル ★★☆

病　歴

2年前から歩行時のふらつきを自覚していた．某日，浴室で転倒し臀部を打撲した．頭痛，ふらつき感などのため近医脳神経外科を受診し，頭部MRIで異常を認め当院に紹介された．最近，物忘れも認めていた．既往歴として糖尿病，貧血，視野狭窄があった．家族に類症はなかった．

現　症

意識清明であった．改訂長谷川式認知症スケール 23/30，Mini-Mental State Examination 22/30 と軽度低下していた．周辺視野障害があり，聴力正常，構音障害を認めなかった．両上肢に軽度の歯車様強剛を認めた．腱反射は正常だった．踵膝試験で軽度の測定異常・運動分解を認め，継足歩行は不安定だった．

検査所見

血液・生化学：ヘモグロビン 10.6 g/dL，平均赤血球容積（MCV）81.5 fl，フィブリノゲン 512 mg/dL，血糖 121 mg/dL，HbA1c 8.7％，鉄 22 μg/dL（基準 62〜159），UIBC 241 μg/dL（基準 155〜330），フェリチン 677 ng/mL（基準 4〜204），銅 13 μg/dL（基準 64〜142）．髄液：黄色透明，細胞数 12/3 μL，蛋白 89 mg/dL．頭部MRIを供覧する（図1，2）．

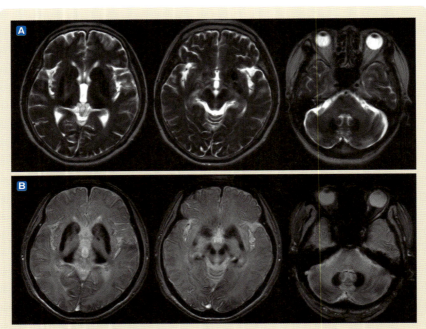

図1●頭部MRI（1.5 Tesla，前医）
A：T2強調画像．両側尾状核，被殻，視床，中脳赤核，小脳歯状核に左右対称性に低信号を認める．
B：T2*強調画像．上記の低信号はより明瞭に描出され，大脳および小脳の表面にも軽度低信号を認める．一方，淡蒼球の信号変化はごくわずかである．

2章 大脳基底核を含む病変

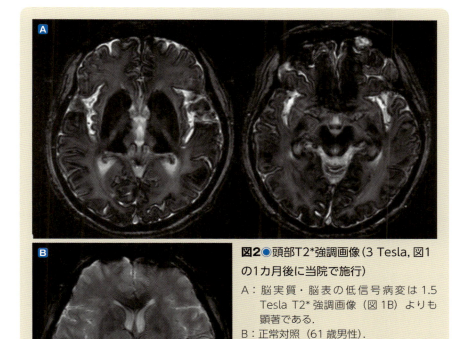

図2 ● 頭部T2*強調画像（3 Tesla, 図1の1カ月後に当院で施行）

A：脳実質・脳表の低信号病変は1.5 Tesla T2*強調画像（図1B）よりも顕著である．
B：正常対照（61歳男性）．

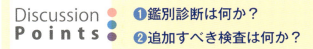
❶鑑別診断は何か？
❷追加すべき検査は何か？

91

Discussion — ① 鑑別診断は何か？

中枢神経に鉄沈着を生じる病態[1]（**表1**）のうち，本症例では神経フェリチン症と無セルロプラスミン血症が主な鑑別診断となった．その他，パントテン酸キナーゼ関連神経変性疾患（pantothenate kinase-associated neurodegeneration：PKAN）では淡蒼球の eye-of-the-tiger sign が特徴的[2]だが，本例は淡蒼球が主病変ではなかった．また，乳児型神経軸索ジストロフィーは患者背景が異なり，脳表ヘモジデリン沈着症では脳実質病変の説明がつかなかった．

表1 ● 中枢神経系に鉄沈着を生じる病態

脳内鉄蓄積を伴う神経変性（neurodegeneration with brain iron accumulation：NBIA）
パントテン酸キナーゼ関連神経変性疾患（PKAN，旧名 Hallervorden-Spatz 病）
乳児型神経軸索ジストロフィー（infantile neuroaxonal dystrophy）
神経フェリチン症（neuroferritinopathy）
無セルロプラスミン血症（aceruloplasminemia）
脳表ヘモジデリン沈着症（superficial siderosis of the CNS）

Discussion — ② 追加すべき検査は何か？

本例は糖尿病の既往があり，フェリチンが高値で，基底核の嚢胞化がないことなどから無セルロプラスミン血症が示唆された（**表2, 図3**）．そこで血清セルロプラスミンを検査したところ，測定感度以下（欠損）であった．さらに，セルロプラスミン遺伝子検査では p.W858X（TGG to TAG）ホモ接合性ナンセンス変異を認め，診断確定した．なお，腹部 MRI では肝臓に著明な低信号を認め，無セルロプラスミン血症に特徴的な所見であった[6]（**図4**）．

2章 大脳基底核を含む病変

表2 ● 神経フェリチン症と無セルロプラスミン血症の特徴[2-5]

	神経フェリチン症 (neuroferritinopathy)	無セルロプラスミン血症 (aceruloplasminemia)
遺伝形式	常染色体優性遺伝	常染色体劣性遺伝
発症年齢	20～50歳代	20歳代から糖尿病，その後40歳代から神経症状
臨床症状	認知症，ジストニア，構音障害	糖尿病，貧血，認知症，ジストニア，構音障害
フェリチン	低値～正常	高値
セルロプラスミン	正常	欠損
頭部T2*強調画像で低信号	初期は淡蒼球，黒質，続いて歯状核，尾状核，被殻，視床，大脳皮質	淡蒼球，尾状核，被殻，視床，赤核，黒質，歯状核，大脳皮質，小脳皮質
基底核の囊胞化	あり	なし
肝臓MRI	異常なし	T2強調画像などで低信号

Key Word

神経フェリチン症

　神経フェリチン症は，フェリチン軽鎖遺伝子変異により発症するまれな遺伝性疾患である．症状としては振戦，小脳性運動失調，錐体路徴候，錐体外路徴候，認知機能障害などが，極めて長期間にわたりさまざまな程度で出現する．頭部MRIでは両側基底核の囊胞性変化が特徴的である．病理学的には変異フェリチン軽鎖，正常フェリチン軽鎖および重鎖が，神経細胞体および核内，グリア細胞核内に蓄積する．フェリチン蓄積に伴う神経細胞死の機序や，なぜ長期間にわたり緩徐に進行するのかなど，不明な点が多い[7]．

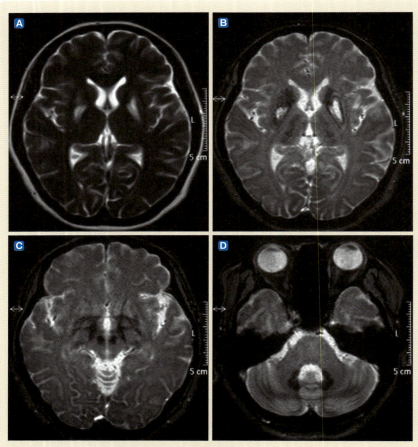

図3 ● 神経フェリチン症（44歳女性）の頭部MRI

A：T2強調画像．両側淡蒼球・被殻後方に左右対称性の高信号病変（囊胞化）を認め，周囲は低信号を呈する．
B-D：T2*強調画像．両側の淡蒼球・被殻・尾状核・視床（B），赤核（C），歯状核（D）に低信号病変を認め，フェリチン沈着を示唆する．

（文献5より許可を得て転載）

2章 大脳基底核を含む病変

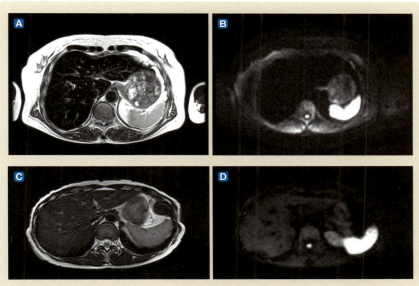

図4● 腹部MRI(1.5 Tesla)
A, B：本例（無セルロプラスミン血症）.
A：T2強調画像. 肝臓全体に著明な低信号を認め, 鉄沈着を示唆する.
B：拡散強調画像（b=800 s/mm^2）. 同様に著明な低信号を認める.
C, D：正常対照.
C：T2強調画像. 肝臓は筋肉と同程度の信号を示す.
D：拡散強調画像. 同様に, 肝臓は筋肉と同程度の信号を示す.

無セルロプラスミン血症

　セルロプラスミンは鉄代謝において重要な役割を果たす. 中枢神経系のセルロプラスミンは, GPI（glycosylphosphatidylinositol）結合型蛋白としてアストロサイト end-foot 上に発現し, 鉄の輸送にかかわる. GPI結合型セルロプラスミンは, アストロサイトからの鉄放出に必須である. また, セルロプラスミンは血管内皮細胞からの Fe^{2+} を Fe^{3+} へと酸化し, Fe^{3+} をトランスフェリン（鉄輸送蛋白）に受け渡すことで, 鉄を神経細胞へ輸送する[1].

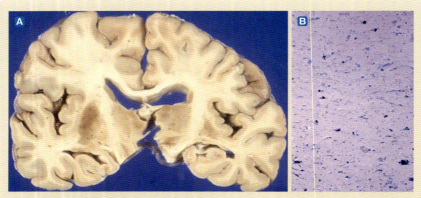

図5●無セルロプラスミン血症の病理所見
60歳男性.糖尿病,歩行運動失調,ジストニアを認めた.
A:肉眼所見.尾状核,被殻,視床に茶褐色の色調変化を認め,鉄沈着を反映する.
B:ベルリンブルー染色.尾状核においてアストロサイトへの鉄沈着と神経細胞の脱落を認める.

　無セルロプラスミン血症では,セルロプラスミンが欠損しているため上記の機序が障害され,アストロサイトに鉄が沈着する.また,Fe^{2+}による酸化ストレスが亢進し,アストロサイト障害および神経細胞死が引き起こされる(**図5**).治療法は確立していないが,鉄キレート薬が有効との報告も見られる.本症例では少量の経口鉄キレート薬を試みたが,1.5年の経過で臨床症状,検査,画像所見の明らかな改善は認めなかった.

謝辞　セルロプラスミン遺伝子検査を施行いただき,病理写真をご提供いただいた浜松医科大学第一内科　宮嶋裕明先生,河野　智先生,神経フェリチン症の画像をご提供いただいた国立病院機構兵庫中央病院神経内科　西田勝也先生に深謝する.

2章 大脳基底核を含む病変

診断

無セルロプラスミン血症 （aceruloplasminemia）

引用・参考文献

1) Benarroch EE: Brain iron homeostasis and neurodegenerative disease. Neurology 72: 1436-40, 2009
2) McNeill A, Birchall D, Hayflick SJ, et al: T2* and FSE MRI distinguishes four subtypes of neurodegeneration with brain iron accumulation. Neurology 70: 1614-9, 2008
3) Madsen E, Gitlin JD: Copper and iron disorders of the brain. Annu Rev Neurosci 30: 317-37, 2007
4) Osborn AG: Osborn's Brain: Imaging, Pathology, and Anatomy. Lippincott Williams & Wilkins, 2012
5) Nishida K, Garringer HJ, Futamura N, et al: A novel ferritin light chain mutation in neuroferritinopathy with an atypical presentation. J Neurol Sci 342: 173-7, 2014
6) Fujita K, Osaki Y, Harada M, et al: Brain and liver iron accumulation in aceruloplasminemia. Neurology 81: 2145-6, 2013
7) 難病情報センター：神経フェリチン症
http://www.nanbyou.or.jp/entry/4155（2016年2月1日閲覧）

Key Points

- 脳内鉄蓄積を伴う神経変性（NBIA）では，T2*強調画像における病変分布が鑑別の手掛かりになる．

（藤田浩司ほか）

3章
脳幹を含む病変

1 亜急性に経過した基底核および脳幹部病変
　　頭痛, ふらつきを訴えた40歳男性

2 中脳黒質におけるT1強調画像高信号
　　発熱・意識障害・四肢麻痺を呈した78歳女性

3 脳室周囲および延髄背側の病変
　　心因性障害と考えられていた39歳女性

亜急性に経過した基底核および脳幹部病変

頭痛，ふらつきを訴えた40歳男性

病　歴

　某年6月より頭痛と歩行時のふらつきが出現した．その後，右眼のかすみを自覚するようになった．近医を受診し頭部 MRI で異常所見が認められ，同年7月，当院に紹介され入院した．

現　症

　神経学的所見：意識清明，項部硬直なし，明らかな麻痺なし．入院後，右外転神経麻痺が出現し，左上肢の不随意な屈曲を認めるようになった．

検査所見

　血液・生化学検査では白血球 12,300/μL，CRP 1.63 mg/dL，赤沈 59 mm/h であり，軽度の炎症所見が認められた．抗核抗体，C-ANCA，P-ANCA，抗SS-A 抗体，抗SS-B 抗体，抗アクアポリン4抗体はいずれも陰性で，HLA-B51 が陽性であった．髄液検査では細胞数 17/μL（単核球 96％，多形核球 4％），蛋白 5 mg/dL，糖 5 mg/dL，オリゴクローナルバンド陰性で，ミエリン塩基性蛋白，$β_2$ ミクログロブリン，可溶性 IL-2 受容体はいずれも基準内であった．
　前医（図1）および当院紹介時（図2）の画像検査所見を供覧する．

3章 脳幹を含む病変

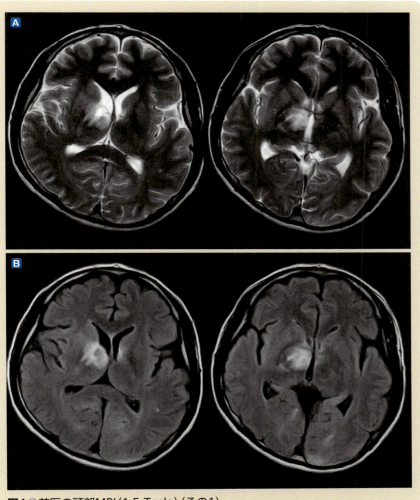

図1●前医の頭部MRI(1.5 Tesla)(その1)
A：T2強調画像．右視床・淡蒼球に高信号域を認め，一部は脳脊髄液と同程度に高信号である．
B：FLAIR．病変の中心部は周囲と比して低信号である．

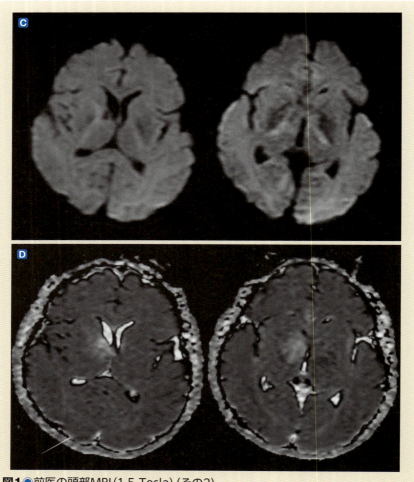

図1 前医の頭部MRI（1.5 Tesla）（その2）
C：拡散強調画像．上記病変は高信号を呈さず，中心部は低信号である．
D：ADC map．T2 強調画像・FLAIR における病変の大部分で ADC が上昇している．

Discussion Points
❶ 診断は何か？
❷ 治療はどうするか？

3章 脳幹を含む病変

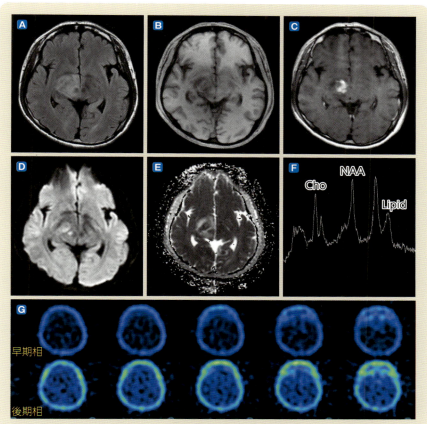

図2 当院紹介時の頭部MRI（3 Tesla），^{201}Tlシンチグラフィ
A：FLAIR．前医で認めた高信号病変の拡大を認める．
B：T1強調画像．FLAIRで高信号域として認めた病変は低信号〜等信号域として認められる．
C：造影T1強調画像．部分的に造影増強効果を認める．
D：拡散強調画像．病変が拡大し，中脳にも高信号域が認められる．
E：ADC map．病変の中心部はADC等値，辺縁はADC上昇を示す．
F：MR spectroscopy．NAA低下，Cho上昇を認め，Lipidのピークも見られる．
G：^{201}Tlシンチグラフィ．早期相（上段），後期相（下段）ともに集積は見られない．

Discussion ── ①診断は何か？

　本例は 40 歳の男性で，進行性の基底核脳幹部病変が認められた．画像所見からは神経サルコイドーシス，神経スウィート病，多発性硬化症，視神経脊髄炎関連疾患，悪性リンパ腫，膠芽腫などが鑑別診断として挙げられた．一般身体所見として難治性の口腔内潰瘍を認め，陰部や右下肢に潰瘍を伴う結節性紅斑も伴っていた．右眼のかすみについては眼科でぶどう膜炎を指摘され（図3），これらから本例はベーチェット病（完全型）に神経症状を伴うもの（神経ベーチェット病〔neuro-Behçet's disease〕）と判断した（表1）．なお，神経ベーチェット病は 20 〜 30 歳代に発症することが多く，男女比は 3.4：1 と男性に多い．

　ベーチェット病では HLA-B51 が高率に見られ（神経ベーチェット病では 75％以上），本例でも陽性であった．皮膚生検において血栓性の変化はとらえられなかったが，血管周囲および血管壁に炎症細胞浸潤を認め，血管炎の存在が確認された（図4）．神経ベーチェット病では髄液中の IL-6 上昇が診断の補助となり，病勢も反映するとされる．本例では髄液 IL-6 が 253 pg/mL（参考

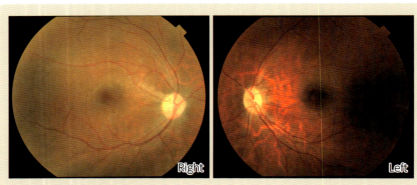

図3●両側眼底所見
右眼において，血栓性静脈炎所見は認めないが，硝子体が混濁し，網脈絡膜炎を伴って，眼底周辺部に複数の網膜滲出斑が見られる．左眼には異常を認めない．

基準値 4.0 以下）と高値を呈しており，矛盾しない結果であった[1]．

表1 ● ベーチェット病の診断基準

1. 主症状	
Ⅰ）	腔粘膜の再発性アフタ性潰瘍
Ⅱ）	皮膚症状 a．結節性紅斑様皮疹，b．皮下の血栓性静脈炎，c．毛嚢炎様皮疹 参考所見：皮膚の被刺激性亢進
Ⅲ）	眼症状 a．虹彩毛様体炎，b．網膜ぶどう膜炎［網脈絡膜炎］，c．以下の所見があれば a，b に準ずる；a，b を経過したと思われる虹彩後癒着，水晶体上色素沈着，網脈絡膜萎縮，視神経萎縮，併発白内障，続発緑内障，眼球癆
Ⅳ）	外陰部潰瘍
2. 副症状	
Ⅰ）	変形や硬直を伴わない関節炎
Ⅱ）	副睾丸炎
Ⅲ）	回盲部潰瘍で代表される消化器病変
Ⅳ）	血管病変
Ⅴ）	中等度以上の中枢神経病変
3. 病型診断の基準	
Ⅰ）	完全型 経過中に主症状のうち 4 症状が出現したもの
Ⅱ）	不全型 a．経過中に主症状 3 つもしくは主症状 2 つと副症状 2 つが出現したもの，b．経過中に定型的眼症状とその他の主症状 1 つ，あるいは副症状 2 つが出現したもの
Ⅲ）	疑い 主症状の一部が出没するが，不全型の条件を満たさないもの，および定型的な副症状が反復あるいは増悪するもの
Ⅳ）	特殊病型 a．腸管（型），b．血管（型），c．神経（型）

（厚生労働省特定疾患調査研究班：ベーチェット病臨床診断基準，1991より改変）

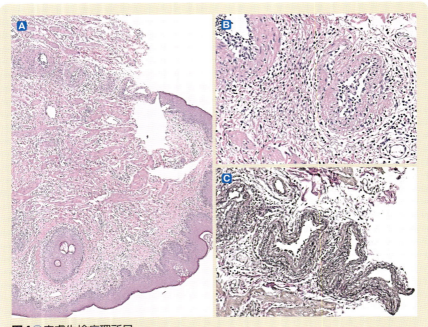

図4 皮膚生検病理所見
A, B：HE 染色（弱拡大, 強拡大）. 血管周囲, 血管壁への炎症細胞浸潤が認められる. 血栓化した血管腔は見られない.
C：Elastica Van Gieson 染色. 弾性線維周囲の炎症細胞浸潤が認められる.

神経ベーチェット病の画像所見

　ベーチェット病の中枢神経病変は, 静脈洞血栓症などの血管病変に起因するものと, 脳実質の炎症性病変に起因するものに分けられるが, 狭義の神経ベーチェット病は後者を指すことが多い. 頭部 MRI の特徴としては, T1 強調画像で等信号～低信号, T2 強調画像・FLAIR で高信号を呈する. 脳幹, 基底核, 視床などが好発部位であり, 脳梗塞や脳腫瘍などと MRI 所見は類似する. 拡散強調画像で高信号を呈することもあるが, ADC が上昇することが多い点が鑑別の一助となる[2].

Discussion —②治療はどうするか？

　本例は，プレドニゾロン 1 mg/kg/ 日で治療開始したところ，眼症状は改善しふらつきも消失した．画像所見も経時的に改善した（**図5**）．

　神経ベーチェット病は，急性型（急性〜亜急性の神経症候，髄液細胞数の増多）と慢性進行型（神経症状，髄液 IL-6 の増多，MRI での脳幹萎縮）に大別され，両者の合併もある．急性型は中等量以上のプレドニゾロン（30〜60 mg/ 日）を用い，効果不十分例にはパルス療法を行う．なお，シクロスポリンは症状の増悪をきたすことがあり，投与されていた場合には中止し，寛解後の使用も避ける必要がある．慢性進行型はメトトレキサートを用い，効果が不十分な場合には，インフリキシマブ（5 mg/kg）の追加投与を考慮する[3]．

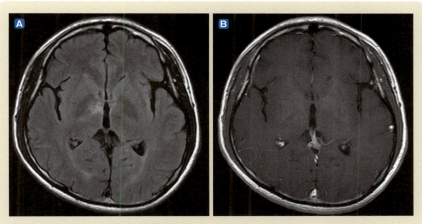

図5●治療開始3カ月後の頭部MRI
A：FLAIR．病変は縮小し，腫大も改善している．
B：造影 T1 強調画像．造影増強効果は消失している．

神経ベーチェット病
(neuro-Behçet's disease)

引用・参考文献

1) Hirohata S, Kikuchi H, Sawada T, et al: Clinical characteristics of Neuro-Behçet's disease in Japan: a multicenter retrospective analysis. Mod Rheumatol 22: 405-13, 2012
2) 豊田圭子：神経ベーチェット病，552-3，（青木茂樹，相田典子，井田正博，他編：よくわかる脳MRI 第3版．学研メディカル秀潤社，東京，2012)
3) 廣畑俊成：Close Encounters 臨床神経学と臨床免疫学の遭遇と未来：神経ベーチェット病の現況．Brain Nerve 65: 1245-53, 2013

Key Points

- 比較的若年（特に男性）に基底核，視床，脳幹病変を認める場合，神経ベーチェット病も考慮し，口腔・皮膚・眼の病変を検索する．
- 神経ベーチェット病では，拡散強調画像で高信号病変を認めても，ADC低下を伴わないことが脳梗塞などとの鑑別に有用である．

（山本伸昭ほか）

Coffee Break ❼
MR spectroscopy

　MR spectroscopy（MRS）は脳内の有機物濃度を計測することのできるMRIの一手法です．MRS所見はエコー時間（echo time：TE）の設定によって変化するため，便宜的に「short TE MRS」「intermediate TE MRS」と「long TE MRS」等と呼ばれます（一般に，short TE：35 ms以内，intermediate TE：135～144 ms，long TE：270～288 ms）．Short TEでは多くの物質を観察できますが，波形は複雑です（**図1A，2A，3A，4**）．Intermediate TE，long TEで観察できる代謝物は限られますが，所見は明快です（**図1B，2B，3B**）．なお，嫌気性代謝のマーカーとして重要なlactate（Lac）は，intermediate TEでpeakが反転するのが特徴です（**図2**）．

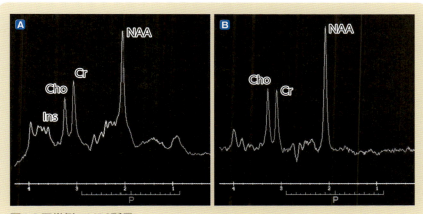

図1●正常例のMRS所見
A：short TE MRS，B：intermediate TE MRS．
Short TEでは，NAA，Cr，Cho，Insの頂点を結ぶと，おおむね45°の傾きとなる（A）．
Intermediate TEやlong TEでは，NAAに対してCrやChoは約半分の高さとなる（B）．
（文献2より引用）

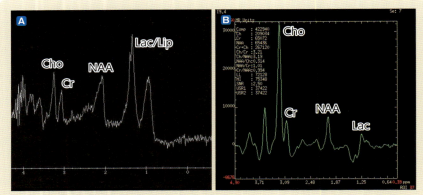

図2●神経膠芽腫（WHO gradeⅣ）のMRS
A：short TE MRS，B：intermediate TE MRS（A，Bは別症例）．
NAAは低く，Choが高値を示している．Short TEではLac peakとLipid peakが重なり，1.3 ppmに2峰性のpeakを形成している（A：Lac/Lip）．Intermediate TEではlipidは観察できない一方，Lacは下向きのpeakとして観察される．
（文献2より引用）

MRSで見られる各種代謝物

1）intermediate TE MRS，long TE MRSでも観察可能な物質

- **N-acetylaspartate：NAA**（2.0 ppm）：神経細胞の密度に相関．さまざまな疾患で低下．
- **Creatine：Cr**（3.0 ppm）：病的状態でも濃度が比較的安定．他のpeakとの比較対照とすることが多い．
- **Choline containing compounds：Cho**（3.2 ppm）：細胞膜に存在し，細胞膜・細胞の代謝の亢進により高値を示す．脳腫瘍，炎症，脱髄等，多彩な疾患で上昇．
- **Lac**（1.3 ppm）：糖の嫌気性代謝により生成．悪性腫瘍の他，脱髄や壊死でも観察される．二峰性のpeakを形成する．

- Glycine（3.5 ppm）：アミノ酸の一種で，myo-Insitol（Ins）とほぼ同じ位置に peak を形成．Ins とは異なり long TE でも観察可能．

2) 主に short TE MRS で観察する物質

- Ins（3.5 ppm）：脳内では神経膠細胞内のみに存在．神経膠腫や神経膠症で高値を示すほか，血管外皮腫で高値を示すのが有名（**図3, 4**）．
- Glx（2.1 〜 2.5 ppm）：Glutamine（Gln）と Glutamate（Glu）は 2.1 〜 2.5 ppm に多数の peak をもち，1.5 〜 3T の臨床用 MRI では区別が困難．このため，2 つの peak を合わせて Glx と呼称される．
- Lipid：Lip（0.9 ppm，1.3 ppm ほか）：壊死組織で観察されるほか，血管芽細胞腫のような脂肪を含む腫瘍で観察される．頭蓋骨の脂肪髄や，皮下脂肪の Lipid 信号が混入すると misleading の危険があり，混入しないよう注意が必要．

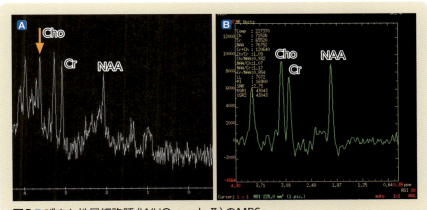

図3●びまん性星細胞腫（WHO gradeⅡ）のMRS
A：short TE MRS，B：intermediate TE MRS．
Short TE では Ins の上昇が観察される（A, ➡）．
（文献 2 より引用）

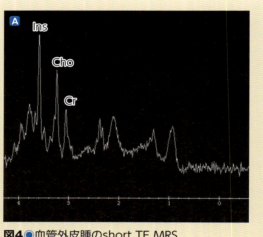

図4 ● 血管外皮腫のshort TE MRS
Cho が高値を示している．Ins peak が本腫瘍の特徴とされるが，見られない場合もある．
（文献2より引用）

引用・参考文献

1) 成瀬昭二監著：磁気共鳴スペクトルの医学応用：MRS の基礎から臨床まで．インナービジョン，東京，2012
2) 阿部考志，大友真姫，新井悠太，他：MRS によるグリオーマ診断の現状．臨床画像 31: 1228-39, 2015

難易度レベル ★★★

中脳黒質における T1強調画像高信号

発熱・意識障害・四肢麻痺を呈した78歳女性

病　歴

某年9月に40℃の発熱・嘔吐を認め，近医で点滴加療を受けたが，両下肢筋力低下・意識障害が出現したため，前医に救急搬送された．髄液検査で多形核球優位の細胞数増多（273/μL，多形核球75％），蛋白上昇を認め，ステロイド・抗生物質で加療が開始された．しかし状態は改善せず，自発呼吸が減弱・停止し人工呼吸管理となり，当院へ転院した．

現　症

神経学的所見：JCS-200，項部硬直なし，両眼で縮瞳，対光反射消失，その他の脳幹反射は両側消失，四肢弛緩性麻痺，四肢深部腱反射消失，Babinski徴候が右側で陽性であった．

検査所見

血液・生化学検査では白血球 8,800/μL，CRP 0.21 mg/dL と炎症所見は乏しかった．髄液は淡黄色で，細胞数 102/μL（多形核球 2/μL，単核球 100/μL），蛋白 123 mg/dL，糖 53 mg/dL（血糖 176 mg/dL），アデノシンデアミナーゼは基準値内で，以下はいずれも陰性であった：CMV-IgG，CMV-IgM，VZV-IgG，VZV-IgM，HSV-IgG，HSV-IgM，クリプトコッカス抗原，結核菌

PCR，細菌培養，抗酸菌培養．

当院入院時に撮影した頭部 MRI（図1）を供覧する．

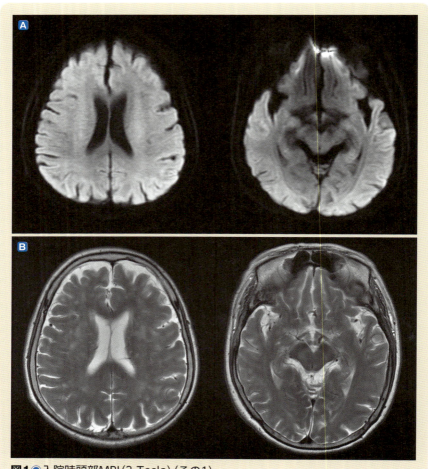

図1●入院時頭部MRI（3 Tesla）（その1）
A：拡散強調画像．明らかな病変は認められない．
B：T2強調画像．両側大脳白質や中脳に淡い高信号が散見される．

3章 脳幹を含む病変

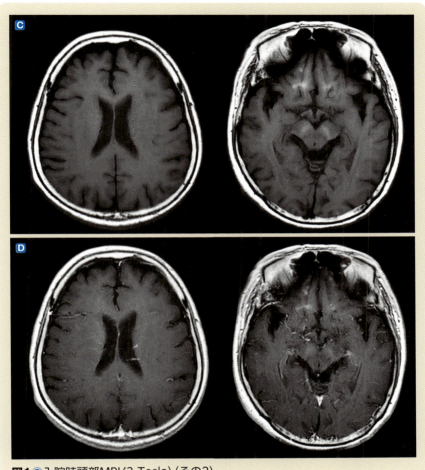

図1 入院時頭部MRI（3 Tesla）（その2）
C：T1強調画像．中脳黒質部に淡い高信号が認められる．
D：造影T1強調画像．病変部を含め，異常な造影増強効果は認められない．

Discussion Points
・診断は何か？

115

Discussion ―診断は何か？

　進行性の脳幹障害を示唆する経過から，当初は脳血管障害も疑われたが，MRI・MRA所見から除外された．髄液における多形核球優位の細胞数増加から細菌性髄膜炎も疑われたが，治療には反応せず，フォローアップで髄液細胞は単核球優位に変化した．さらに，ビッカースタッフ脳幹脳炎などの免疫性病態も考慮されたが，免疫療法は無効であった．

　診断確定の手掛かりとなったのは，中脳黒質における異常所見（T1強調画像高信号）である．本例では感染症が鑑別に含まれていたが，中枢神経系の感染症で，黒質を侵す病態はまれである（**表1**）．上述のごとく他の疾患が除外されるなかで，MRI所見や髄液所見の推移から日本脳炎の可能性を考慮した．そこで血清中の日本脳炎ウイルス定量PCR，血清・髄液中のウイルス特異的IgM（ELISA法）を測定したところ，いずれも陽性であり日本脳炎（Japanese encephalitis）と診断した[1]．

表1 ● 中枢神経系感染症の病変（文献2より作成）

ウイルス	病変
単純ヘルペスウイルス（HSV）	辺縁系（左右非対称）
ヒトヘルペスウイルス6（HHV-6）	辺縁系
水痘・帯状疱疹ウイルス（VZV）	皮髄境界を中心とする大脳白質，灰白質の虚血巣
サイトメガロウイルス（CMV）	側脳室周囲の上皮，延髄，網膜
ヒト免疫不全ウイルス（HIV）	大脳深部白質
JCウイルス	皮質下白質〜皮質
エンテロウイルス	延髄後部，橋，脊髄前角
Epstein-Barr（EB）ウイルス	基底核（対称性）
日本脳炎ウイルス	視床，黒質，皮質下白質

日本脳炎

- **発生地域（図2A）**

  日本脳炎は極東から東南アジアにかけて広く分布している．

- **感染経路（図2B）**

  日本脳炎ウイルスはブタ→蚊→ブタ→蚊のサイクル（感染環）を介して，感染が増幅され，ウイルスを保有する蚊が増加する．ブタは日本脳炎ウイルスの「増幅動物」であるとされ，ブタは感染してウイルス血症を呈するが，発病はしない．ウイルス保有蚊がヒトを吸血するときに，蚊の唾液によってヒトに感染する．

- **神経学的所見**

  典型例は髄膜脳炎型（高熱，頭痛，悪心・嘔吐，眩暈など）で発病する．その後，意識障害，パーキンソニズム，不随意運動，麻痺，病的反射などを認める．

- **検査所見**

  髄液では圧上昇（200〜300 mmH$_2$O），蛋白軽度上昇を認め，初期には多形

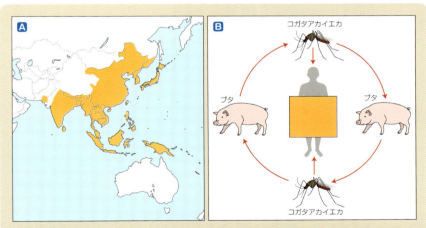

図2● 日本脳炎
A：日本脳炎発生地域（WHOホームページより改変）
B：日本脳炎感染経路（公衆衛生研究所資料より改変）

核球優位，その後に単核球優位になることが多い．

• **画像所見**

　病変の好発部位は視床および黒質で，大脳皮質・白質，基底核に病変が及ぶこともある[3]．本例では明らかでなかったが，側頭葉（特に海馬）も侵されやすい．また，両側視床における拡散強調画像高信号所見が初期診断に有用との報告もある[4]．なお，病理では黒質・視床などに出血性の小病巣が散在することが知られ（**図3**）[5]．本例のようなT1強調画像高信号病変に対応する可能性がある．

• **治療・予防**

　日本脳炎に対する特異的な治療法はなく，高熱や痙攣に対しての対症療法のみである．日本脳炎ワクチン接種が勧められているが，過去に日本脳炎ワクチンと急性散在性脳脊髄炎との因果関係が否定できない事例が見られたため，2005年から2010年までは定期接種がなされていない．近年，日本脳炎は年々増加傾向であり，左記の期間に予防接種を受けなかった小児や，定期予防接種が始まる以前に出生した高齢者は，他の年代に比べ発症リスクが高いと考えられるため，鑑別診断として考慮する必要がある．

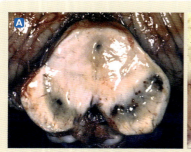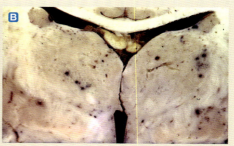

図3●日本脳炎患者の剖検所見
A：脳摘出直後の中脳横断面，B：固定後の大脳冠状断面．
両側黒質（A）および両側視床（B）に小出血性病巣が散在．

3章 脳幹を含む病変

日本脳炎
(Japanese encephalitis)

引用・参考文献

1) Takeuchi T, Miyamoto R, Osaki Y, et al: Slow Mandibulo-Faciolingual Wiggling Tremor Associated with Japanese Encephalitis. Movmnt Disords Clncl Practice, 1: 368-70, 2014
2) 柳下 章：神経内科疾患の画像診断．学研メディカル秀潤社，東京，2011, p126-33
3) Kumar S, Misra UK, Kalita J, et al: MRI in Japanese Encephalitis. Neuroradiology 39: 180-4, 1997
4) Prakash M, Kumar S, Gupta RK: Diffusion-weighted MR imaging in Japanese encephalitis. J Comput Assist Tomogr 28: 756-61, 2004
5) e-Learning 神経病理（新潟大学脳研究所）
http://pd21.cihbs.niigata-u.ac.jp/show.php/ ウイルスによる感染（2016年2月1日閲覧）

謝辞　日本脳炎ウイルス関連検査を施行いただいた国立感染症研究所ウイルス第一部第2室 高崎智彦先生，剖検写真をご提供いただいた新潟大学脳研究所病理学分野 柿田明美先生に深謝する．

Key Points

- 中脳黒質におけるT1強調画像高信号は，日本脳炎を疑う根拠となる重要な所見である．
- 日本脳炎ワクチンを受けていない世代では，診断上，特に注意を要する．

（武内俊明ほか）

3 脳室周囲および延髄背側の病変
心因性障害と考えられていた39歳女性

難易度レベル ★☆☆

病 歴

　某年正月に長男とつかみ合いのけんかをした後から頭痛，腹痛，左半身しびれが出現した．発症7日後に近医を受診しMRIも施行されたが，発症前状況から心因性と考えられ，発症10日後に精神科病院に入院した．症状は悪化し，発症16日後から複視，左不全片麻痺が出現した．発症19日後，精査のため当院に紹介され入院した．

現 症

　意識は傾眠であった(JCS-10, GCS E3V4M6)．対光反射，睫毛反射は正常だった．両眼とも水平方向注視時に内転障害を認めたが，輻輳は可能であった．左上肢は挙上可能だがすぐに下垂し，左下肢は挙上困難であった．顔面を含む左半身で感覚障害を認めた．

検査所見

　血清ではNa 125 mEq/L, K 4.0 mEq/L, Cl 91 mEq/Lであった．髄液では細胞数322/3 μL（ほぼすべて単核球），蛋白62 mg/dL, IgGインデックス0.86（基準0.73以下），ミエリン塩基性蛋白628.0 pg/mL（基準102以下），オリゴクローナルバンド陰性であった．
　前医（図1）および当院（図2）のMRI所見を供覧する．

3章 脳幹を含む病変

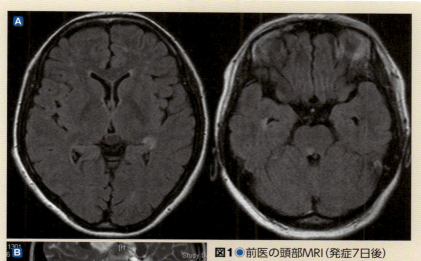

図1●前医の頭部MRI（発症7日後）

A：FLAIR．左側脳室三角部および右側脳室下角の周囲，橋背側に高信号病変を認める．

B：T2強調画像（矢状断）．橋および延髄の背側に高信号病変を認める．

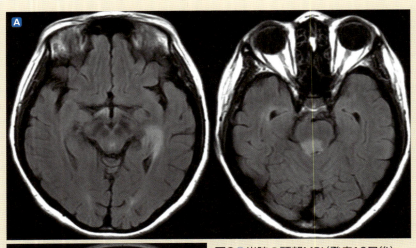
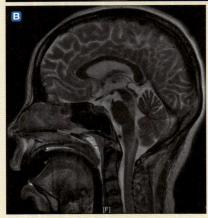

図2 ● 当院の頭部MRI（発症19日後），脊椎MRI（発症1カ月後）（その1）

A：FLAIR．
B：T2 強調画像（矢状断）．
図1 で認めた高信号病変が拡大している．両側視床下部，中脳水道周囲にも高信号を認める．

3章 脳幹を含む病変

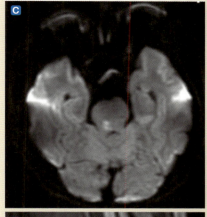
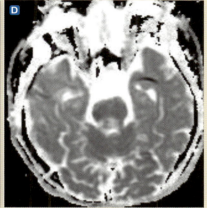
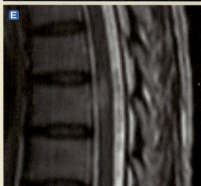

図2 ● 当院の頭部MRI（発症19日後），脊椎MRI（発症1カ月後）（その2）

C：拡散強調画像．橋右背側に淡い高信号を認める．
D：ADCは同部位で等値〜軽度低下，その周囲で上昇している．
E：T2強調画像（矢状断）．胸髄病変を認める（長さは1椎体未満）．

Discussion Points

❶ 診断は何か？
❷ 治療はどうするか？

Discussion ― ①診断は何か？

本例は30歳代女性で，進行性の意識障害，不全片麻痺を認め，両側内側縦束（MLF）症候群を伴った．MRIでは視床下部（軽度），側脳室や中脳水道の周囲，延髄背側などに病変を認めた．これらは視神経脊髄炎（neuromyelitis optica：NMO）の脳病変の好発部位である．ただしNMOの診断基準[1]（**表1**）は満たさず，視神経脊髄炎関連疾患（NMO spectrum disorders〔NMOSD〕）[2]と考えた．抗アクアポリン4（aquaporin 4：AQP4）抗体が陽性となり，診断確定した．

NMO／NMOSDでは，視床下部病変に伴い低Na血症やSIADHをきたすことがあり[3]，本例でも同様の病態が推測された．髄液では蛋白やIgGインデックスの上昇，細胞数増加が見られ得る．一方，多発性硬化症（multiple sclerosis：MS）でよく認めるオリゴクローナルバンドはたいてい陰性である（**表2**）．

表1● 視神経脊髄炎（NMO）の診断基準

①視神経炎

②急性脊髄炎

③以下の3項目のうち2項目以上を満たす

　1. 連続する3椎体以上の脊髄MRI病変

　2. 初期の脳MRIが多発性硬化症（MS）の診断基準を満たさない

　3. 血清NMO-IgG（抗AQP4抗体）陽性

表2●多発性硬化症と視神経脊髄炎の比較

	多発性硬化症（MS）	視神経脊髄炎（NMO）
男女比	1：3	1：10
発症年齢	10歳代後半～40歳代，平均25歳	乳幼児～80歳代，平均35歳
日本人での有病率	約10人／10万人	約3人／10万人
視力障害の特徴	失明はまれ	30％で片眼以上の失明，水平性半盲，両側性障害
脊髄障害の特徴	片側性障害，Lhermitte徴候	横断性障害（約60％），有痛性筋痙攣
脳病変由来の特徴的な症状	眼振，両側MLF症候群，小脳失調，記憶障害	吃逆，嘔吐，視床下部障害（SIADH，過眠，乳汁分泌など），意識障害
主な合併症	なし	シェーグレン症候群，橋本病
血清抗AQP4抗体	陰性	陽性（一部で陰性）
髄液オリゴクローナルバンド	70～90％で陽性	10～20％で陽性
脊髄MRI病変	2椎体以下，傍中心部の白質主体	3椎体以上（約80％），中心部の灰白質主体
頭部MRI造影増強効果	全体に均一，または（オープン）リング状	淡い雲のように不明瞭（cloud-like enhancement）
再発回数	0.5～1回／年	1～1.5回／年
急性期治療	ステロイドパルス療法（血漿交換療法）	ステロイドパルス療法，血漿交換療法
再発予防	インターフェロンβ，フィンゴリモド	プレドニゾロン（免疫抑制薬）

NMOとNMOSDの概念

　従来，本邦で視神経脊髄型MS（opticospinal MS：OSMS）と呼ばれていたものの多くが，実際にはNMOであり，MSとは異なることがわかってきた[4]（**表2**）．
　NMOに特異的な自己抗体としてNMO-IgG＝抗AQP4抗体が報告され，疾患の理解に大きく貢献した．AQP4はアストロサイトの足突起に豊富に発現する水チャネル蛋白で，抗AQP4抗体は病態に直接かかわる（アストロサイト

パチー).NMOには単相性,再発性ともあるが,再発性は抗AQP4抗体との関連が深い.

近年,抗AQP4抗体陽性例のなかには視神経炎と脊髄炎が揃わない例も存在することがわかり,それらを包含する概念としてNMOSDが提唱された[2].さらに,抗AQP4抗体陽性例のなかには,視神経炎・脊髄炎をいずれも欠き,脳病変で発症する例も存在する.このように現在では,抗AQP4抗体を軸にした理解が進んでいる.

NMOの画像所見 —MSとの比較

脊髄において,MSでは非連続で辺縁主体の病変を呈しやすい(図3,4)のに対して,NMOでは3椎体以上の長い病変が特徴的[1]で,主に中心灰白質を侵す[5](図5).長大脊髄病変の鑑別として脊髄硬膜動静脈瘻などに注意する.なお,本例の脊髄病変(図2)は1椎体未満の長さにとどまり,典型像ではない.

脳病変は,AQP4が多く存在する視床下部・脳室周囲の病変が多い[6](図1,2).造影MRIでは,辺縁明瞭なMSの病変(図4)と異なり,辺縁が不明瞭で淡い雲のような造影増強病変(cloud-like enhancement)が特徴的とされる[7](図5).

3章 脳幹を含む病変

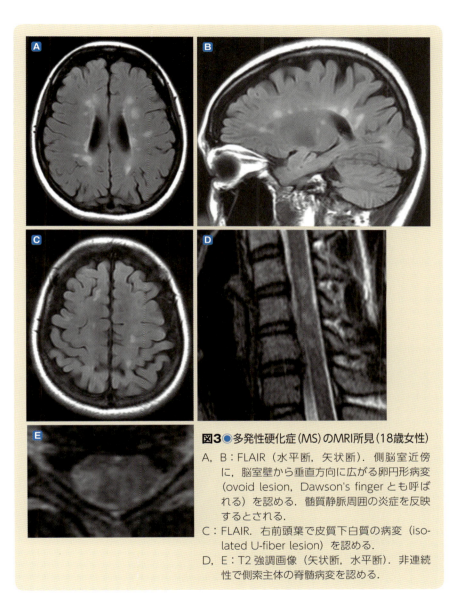

図3 ● 多発性硬化症（MS）のMRI所見（18歳女性）

A, B：FLAIR（水平断, 矢状断）．側脳室近傍に, 脳室壁から垂直方向に広がる卵円形病変（ovoid lesion, Dawson's finger とも呼ばれる）を認める．髄質静脈周囲の炎症を反映するとされる．

C：FLAIR．右前頭葉で皮質下白質の病変（isolated U-fiber lesion）を認める．

D, E：T2強調画像（矢状断, 水平断）．非連続性で側索主体の脊髄病変を認める．

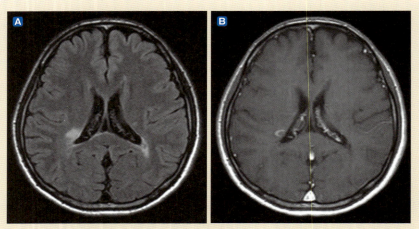

図4●多発性硬化症（MS）のMRI所見（40歳男性）
A：FLAIR．右側脳室に接する卵円形病変を認める．
B：Gd造影T1強調画像．オープンリング状の増強効果（open ring sign）を認める．

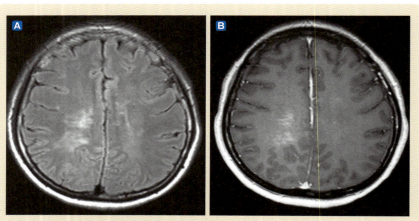

図5●視神経脊髄炎（NMO）のMRI所見（38歳女性）（その1）
A：FLAIR．右大脳白質に辺縁不明瞭な病変を認める．
B：Gd造影T1強調画像．上記病変内にcloud-like enhancementを認める．

3章 脳幹を含む病変

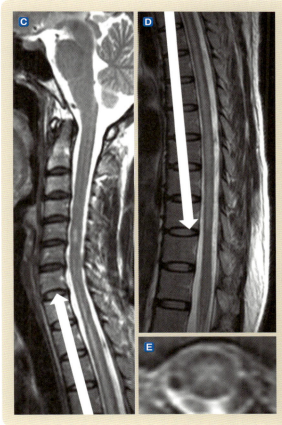

図5 視神経脊髄炎（NMO）のMRI所見（38歳女性）（その2）
C, D：T2強調画像（矢状断）．胸髄に長大病変を認める（⇨）．
E：T2強調画像（水平断）．上記病変は中心灰白質主体である．

Discussion ──②治療はどうするか？

　本症例ではステロイドパルスを行ったが効果が乏しく，血漿交換で改善が得られた（同様の例が多い）．再発予防として経口プレドニゾロンを開始した（症例によって免疫抑制薬が併用される）．なお，MSの再発予防の第一選択であるインターフェロンβは，NMO／NMOSDでは再発を増加させるため投与すべきでない[8]．このように治療が異なることからも，MSとNMO／NMOSD

の鑑別は重要である．

本稿は，神経放射線カンファレンスにおける症例検討に加え，出席者からの要望を受け開催されたレクチャー「変わりつつある疾患概念—MS vs NMO?」（松井尚子，2014年2月19日）を踏まえて構成した．

Side Memo　NMOSDの包括的な診断基準

　NMOSDに関する知見の集積を踏まえ，2015年に国際コンセンサス診断基準が発表された[9]．それによればAQP4-IgGを伴う成人NMOSDの診断は，①1つ以上の中核臨床所見，②利用可能な最善の検出方法（cell-based assayを強く推奨）によるAQP4-IgG陽性，③他疾患の除外，に基づく．ここで中核臨床所見は，①視神経炎，②急性脊髄炎，③延髄最後野病変に伴う吃逆・嘔気嘔吐，④急性脳幹症候群，⑤間脳病変に伴う二次性ナルコレプシーや急性間脳症候群，⑥脳病変に伴う二次性脳症候群，から成り，視神経・脊髄以外の病変も明示されている．典型的なMRI所見も多く示されており，本稿と併せて参考にされたい．

視神経脊髄炎関連疾患
(neuromyelitis optica spectrum disorders: NMOSD)

引用・参考文献

1) Wingerchuk DM, Lennon VA, Pittock SJ, et al: Revised diagnostic criteria for neuromyelitis optica. Neurology 66: 1485-9, 2006
2) Wingerchuk DM, Lennon VA, Lucchinetti CF, et al: The spectrum of neuromyelitis optica. Lancet Neurol 6: 805-15, 2007
3) 酒井和香, 松井尚子, 藤田浩司, 他：抗利尿ホルモン分泌異常症候群で発症し, 橋中心・橋外髄鞘崩壊症を合併した視神経脊髄炎関連疾患の1例. 臨床神経 54: 556-60, 2014
4) 中島一郎, 藤原一男, 糸山泰人：NMOの疾患概念 ?OSMSからの変遷と確立. Brain Nerve 62: 913-9, 2010
5) Nakamura M, Miyazawa I, Fujihara K, et al: Preferential spinal central gray matter involvement in neuromyelitis optica: An MRI study. J Neurol 255: 163-70, 2008
6) Pittock SJ, Lennon VA, Krecke K, et al: Brain abnormalities in neuromyelitis optica. Arch Neurol 63: 390-6, 2006
7) Ito S, Mori M, Makino T, et al: "Cloud-like enhancement" is a magnetic resonance imaging abnormality specific to neuromyelitis optica. Ann Neurol 66: 425-8, 2009
8) 日本神経治療学会治療指針作成委員会編：標準的神経治療：視神経脊髄炎（NMO）. 神経治療 30: 777-94, 2013
9) Wingerchuk DM, Banwell B, Bennett JL, et al: International consensus diagnostic criteria for neuromyelitis optica spectrum disorders. Neurology 85: 177-89, 2015

Key Points

- 視神経炎, 3椎体以上の長い脊髄病変, 延髄背側や視床下部などの特徴的な病変を見たときはNMO／NMOSDを疑い, 抗AQP4抗体を検査する.
- NMO／NMOSDの急性期はステロイドパルスや血漿交換を行い, 再発予防はプレドニゾロンが第一選択である.

（宮崎由道ほか）

4章
脊髄・その他の病変

1. **変形性頚椎症を伴い徐々に増大する上位脊髄病変**
   四肢不全麻痺を呈した70歳男性
2. **圧迫骨折を伴う下位脊髄病変**
   両下肢の筋力低下で発症した80歳女性
3. **側脳室三角部付近の占拠性病変**
   進行する感覚性失語で発症した38歳男性
4. **眼窩内占拠性病変**
   亜急性に視力低下をきたした70歳男性

変形性頚椎症を伴い徐々に増大する上位脊髄病変

四肢不全麻痺を呈した70歳男性

病歴

1年前に転倒外傷の際に行われた頚椎MRIで異常を指摘されていた．その1カ月後に突然右不全麻痺を発症し，神経内科に入院した．MRIにて左放線冠に脳梗塞が認められ加療を受けた．その際，頚椎MRIを改めて精査されたが確定診断に至らず，また症状も軽快したため経過観察となった．その後，約10カ月の経過で四肢不全麻痺の進行，歩行障害の出現を認めたため，再度精査目的に脳神経外科に入院した．

現症

意識清明，脳神経異常なし．三角筋以下で四肢不全麻痺（MMT 4）を認めた．しびれの訴えはなかったが，両下肢で振動覚は低下していた．深部腱反射は上腕二頭筋反射以下で両側とも亢進し，両側Wartenberg，Babinski反射陽性であった．

検査所見

血液・生化学ではHbA1c 6.2％，抗核抗体陽性，その他の自己抗体は陰性だった．β_2ミクログロブリン3.94 mg/L（基準 < 1.70），可溶性IL-2受容体1,840 U/mL（基準220～530）と上昇していた．髄液では細胞数1/3 μL，蛋白54

mg/dL，β_2 ミクログロブリン 1,758 μg/L（基準 < 360），可溶性 IL-2 受容体 基準内，IgG インデックス 0.48（基準 < 0.73），ミエリン塩基性蛋白 基準内，オリゴクローナルバンド陰性であった．

初回入院時（図1）および第2回入院時（図2）の MRI 画像を供覧する．

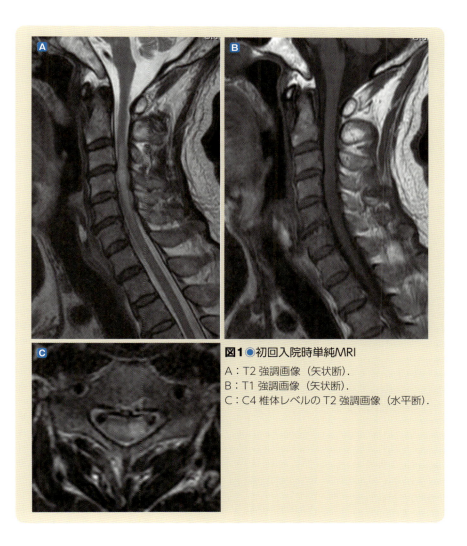

図1 ● 初回入院時単純MRI
A：T2 強調画像（矢状断）．
B：T1 強調画像（矢状断）．
C：C4 椎体レベルの T2 強調画像（水平断）．

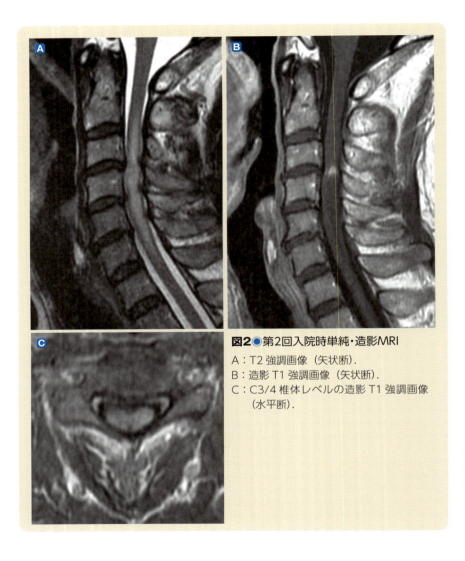

図2 第2回入院時単純・造影MRI
A：T2強調画像（矢状断）．
B：造影T1強調画像（矢状断）．
C：C3/4椎体レベルの造影T1強調画像（水平断）．

Discussion Points
❶ 診断は何か？
❷ 治療はどうするか？

4章 脊髄・その他の病変

Discussion ― ①診断は何か？

　本例は徐々に進行する四肢不全麻痺を呈した．高齢者の場合，脊柱管狭窄をもともと持っている場合が多く，臨床経過だけを見ると頚椎症性脊髄症でも矛盾しないが，MRIで2椎体以上にわたって連続する髄内の高信号を認める点が，通常の脊髄症とは異なる印象を与える．

　鑑別診断として，①頚髄症，②脊髄腫瘍（悪性リンパ腫），③多発性硬化症や視神経脊髄炎，④神経サルコイドーシス，⑤硬膜動静脈瘻などが挙がった．

　①頚椎症性脊髄症における典型的な髄内変化は，T2強調画像で両側の灰白質に点状あるいは線状に見られる高信号であり，本例のような輝度変化は圧迫性脊髄症以外の病因を考えなければならない．

　②悪性リンパ腫は血中のβ_2ミクログロブリンや可溶性IL-受容体が高値であるため，まず鑑別に挙がった．髄液中のマーカーや細胞診は陰性であったが可能性は否定しきれなかった．

　③多発性硬化症の脊髄病変は不連続なパターンをとることが多く，造影される部位も典型的には白質である．視神経脊髄炎は本例と同様の病変の広がり方を示すが，本例では血清中の抗アクアポリン4抗体は陰性であった．髄液でもそれらを示唆する所見は認めなかった．

　④神経サルコイドーシスは全サルコイドーシスの5〜15％であり，そのうち脊髄に病変を認めるものは6〜8％とまれである[1]．診断には組織診断によるサルコイドーシスの証明＋**表1**に示す検査所見6項目中2項目が必要である[2]．

　⑤徐々に増大する髄内高信号を見た場合は必ず鑑別診断に挙げる必要がある．典型的には脊髄周囲くも膜下腔内にflow voidを認めるが，脊柱管狭窄がある場合はわかりにくいこともある．本例では造影MRIで増強効果を認めたため積極的には疑わなかったが，必要があれば血管撮影を行う．

表1 ● サルコイドーシスの全身反応を示す検査所見（文献2より作成）

1	両側肺門リンパ節腫脹
2	血清ACE活性高値
3	ツベルクリン反応陰性
4	^{67}Gaシンチグラフィにおける著明な集積所見
5	気管支肺胞洗浄検査でリンパ球増加またはCD4/CD8比高値
6	血清あるいは尿中カルシウム高値

経　過

　神経サルコイドーシスを疑い全身 ^{67}Ga シンチグラフィを施行したところ，肺門部に異常集積を認めた．確定診断のため気管支鏡検査を勧めたが断固拒否された．また悪性リンパ腫の可能性も否定できなかったため，脊髄病変の生検を行った．病理では少数のリンパ球浸潤を伴う非乾酪性肉芽腫を認めた（**図3**）．以上の結果から，神経サルコイドーシス（neurosarcoidosis）と確定診断した．

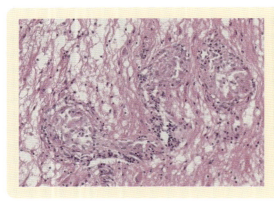

図3 ● 脊髄生検所見
HE染色にて非乾酪性肉芽腫およびその周囲の軽度リンパ球浸潤を認める．

4章 脊髄・その他の病変

Discussion —②治療はどうするか？

　まずステロイドパルス療法を行い，その後ステロイドの長期内服を行ったが，症状の著明な改善は得られなかった．

　一般的にはサルコイドーシスの治療にはステロイドの長期投与が行われるが，ステロイドに対する反応性はさまざまで，著効することもあれば抵抗性のこともある．本例のように原因不明の髄内病変を見た場合，診断的治療目的にステロイドの投与を勧める報告も見られるが，多発性硬化症では漫然としたステロイドの投与は病態を悪化させる恐れもあり，また腫瘍の場合は効果がない．治療を開始するにあたっては，必要とあれば組織診断による確定診断が望ましいと考える．

神経サルコイドーシス（neurosarcoidosis）

引用・参考文献

1) Duhon BS, Shah L, Schmidt MH: Isolated intramedullary neurosarcoidosis of the thoracic spine: case report and review of the literature. Eur Spine J 21 (Suppl 4): S390-5, 2012
2) サルコイドーシスの診断基準と診断の手引き-2006. 日サ会誌 27: 89-102, 2007

Key Points

- 中高年以降の頚部脊柱管狭窄に伴って比較的広範なT2高信号を髄内に認めた場合，圧迫性脊髄症以外の疾患を鑑別する必要がある．

（平澤元浩ほか）

圧迫骨折を伴う下位脊髄病変
両下肢の筋力低下で発症した80歳女性

病　歴

　生来健康で，高血圧に対して内服治療中であった．8カ月前より両下肢のしびれ感が出現したが，趣味のグラウンドゴルフは行えていた．4カ月前より両下肢の筋力低下が出現し，A病院受診．腰椎MRI（**図1**）から第12胸椎圧迫骨折による症状と診断され，経過を見ていた．歩行障害が徐々に進行したためB病院（神経内科）を受診し，腰椎MRI（**図2**）で髄内に異常を認めたため，当院脳神経外科に紹介となった．

　家族歴に特記すべき事項なし．

現　症

　血圧119/70 mmHg，脈拍71回/分．両下肢の筋力低下，L1以下の感覚障害，膝蓋腱反射およびアキレス腱反射は両側亢進，Babinski反射両側陽性，排尿障害あり．

検査所見

　血液・生化学ではヘモグロビン8.4 g/dL（正球性貧血），総蛋白5.2 g/dLであった．

4章 脊髄・その他の病変

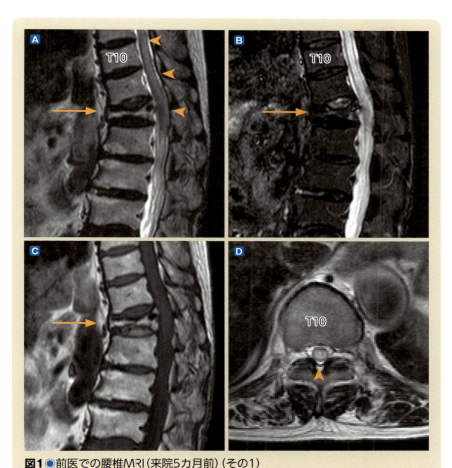

図1●前医での腰椎MRI（来院5カ月前）（その1）

A, D：T2強調画像, B：脂肪抑制T2強調画像, C：T1強調画像.
第12胸椎の陳旧性圧迫骨折を認める（A, B, C, →）. 胸椎は前彎し, Th11/12椎体レベルで脊髄の圧迫が疑われ, Th10-12椎体レベルで脊髄内に高信号を認める（A, D, ▶）.

141

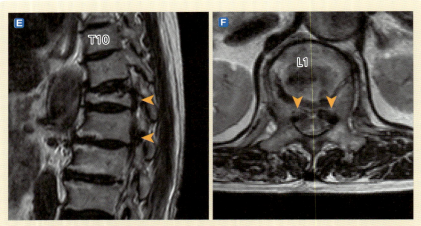

図1●前医での腰椎MRI（来院5カ月前）（その2）

E, F：T2強調画像.
骨折したTh12-L1椎体レベルで, 椎体の背側に低信号の構造が認められる（E, F, ▶）.

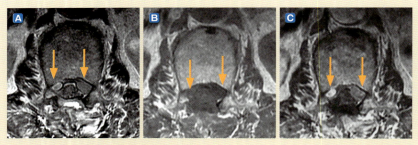

図2●当院での腰椎MRI（来院時）（その1）

A：T2強調画像, B：T1強調画像, C：造影T1強調画像.
図1Fで見られた椎体背側の構造（→）は, 今回T2強調画像で高信号を示し（A）, 造影にて増強効果を認める（C）ことから, 硬膜外の血管構造と思われた.

4章 脊髄・その他の病変

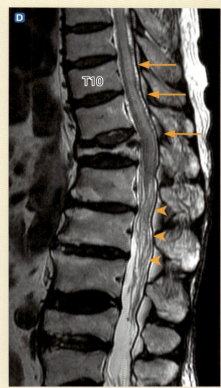
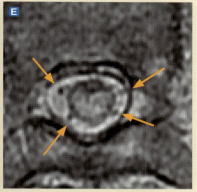

図2●当院での腰椎MRI（来院時）（その2）

D：T2強調画像（矢状断），E：T2強調画像（水平断）．
Th10-L1椎体レベルで脊髄の周囲に低信号を認め（→），拡張した静脈（flow void）と思われた．馬尾はたわんでおり（▶），脊髄圧迫が示唆される．

Discussion Points
❶ 考えられる診断は何か？
❷ 検査および治療はどうするか？

Discussion ― ①考えられる診断は何か？

　前医の MRI からは圧迫骨折に伴う脊髄症やその他の脊髄症が考えられていた．しかし，当院の MRI では脊髄周囲に多数の拡張した静脈（flow void）を認め，脊髄動静脈奇形が疑われた．脊髄動静脈奇形はシャント部の違いから一般に，①硬膜動静脈瘻（dural arteriovenous fistula：dural AVF），②辺縁部動静脈瘻（perimedullary AVF），③髄内動静脈奇形（intramedullary arteriovenous malformation〔AVM〕）に分類される．本例は髄外であり，③は該当しない．①硬膜動静脈瘻は最も頻度が高く，radiculomeningeal artery と radicular vein が椎間孔付近でシャントを形成し，多くは硬膜内への静脈逆流に伴う症状を呈する．②辺縁部動静脈瘻は後あるいは前脊髄動脈を流入動脈とし，脊髄表面あるいは軟膜下にシャントを形成する．①～③よりまれだが，④硬膜外動静脈瘻（extradural AVF）は脊柱管内あるいは椎間孔内において動脈と硬膜外静脈叢にシャントが形成されたものと定義され，硬膜内静脈への逆流を伴うタイプと伴わないタイプに分類される[1, 2]．今回，MRI では圧迫した Th12 椎体から連続するように硬膜外静脈叢の拡張が認められるため，④硬膜外動静脈瘻と考えられた．

Discussion ― ②検査および治療はどうするか？

　脊髄血管撮影が必要である．本例では血管撮影で，硬膜外の構造は硬膜外静脈叢であることが確認された（**図3**，▶）．硬膜内への静脈逆流を伴っていたため（**図3**，▶），静脈うっ血あるいは静脈性虚血により進行性の脊髄症を呈したと考えられた．

　本症例は脊髄血管造影後に両下肢の麻痺が進行したため，緊急で硬膜内静脈逆流を手術で閉塞させた．一時症状の改善が認められたが，再度悪化をきたした．脊髄血管撮影では硬膜内逆流が再び出現したために血管内治療を行った．

4章 脊髄・その他の病変

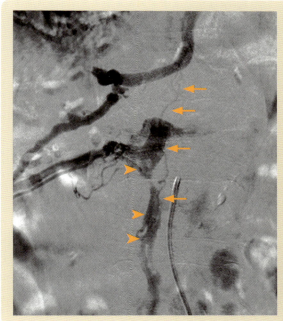

図3●脊髄血管撮影
硬膜外静脈叢（▶），硬膜内への静脈逆流（→）を確認できる．

経静脈的アプローチはアクセスが困難であるために，経動脈的に液体塞栓物質（n-butyl-2-cyanoacrylate：NBCA）をリピオドール®で20％に希釈し塞栓術を行い，シャントは消失したが proximal occlusion となった．その10カ月後に再度硬膜内逆流が再発し，経動脈的に17％ NBCA で塞栓を行い，病巣を完全に閉塞させた．本疾患ではシャント部位の閉塞や硬膜内静脈への逆流を閉塞するのみでは再発することが多いため，硬膜外要素を完全に閉塞する必要がある[2,3]．Onyx™，コイルを用いた塞栓術やアクセスが困難である場合は direct puncture による塞栓術の報告もある．本例は19カ月経過し再発は認めず，症状も改善傾向にある．

また，本例では圧迫骨折近傍に病巣が認められ，圧迫骨折が病態に関与して

いる可能性が示唆された．同様な症例報告もあり[4]，外傷による動脈の損傷や静脈側の圧上昇が今回の病変を引き起こした可能性が考えられた．

Side Memo シャント部（shunting point）の見つけ方

流入動脈にカテーテルを誘導して選択的に撮影する選択的 3D rotational angiography や super-selective angiography が有用である．Cavernous sinus や anterior condylar confluence の硬膜動静脈瘻などでは，同側からのシャント量が多いためにシャント部の描出が困難なことがあり，このような場合には対側の流入血管にカテーテルを留置して 3D rotational angiography や super-selective angiography を行うとシャント部がより明瞭化することがある．またシャント部では，fine vessel が集簇しシャント形成した後に静脈へ流出するが，シャント前後で血管径が変化していることが多い（図4）．つまり，血管径の変化する部位を探すこともシャント部を見つけるのに役立つ．

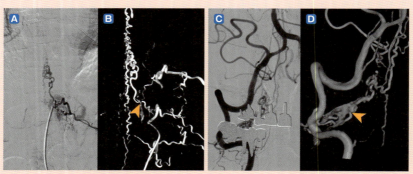

図4 シャント部の見つけ方
A，B：脊髄硬膜動静脈瘻，C，D：脊髄硬膜外動静脈瘻．
Conventional digital subtraction angiography（DSA）（A，C）と 3D rotational angiography（B，D）を示す．シャント部（▶）の前後で血管径が変化している．

硬膜外動静脈瘻
(extradural arteriovenous fistula : extradural AVF)

引用・参考文献

1) 里見淳一郎, 多田恵曜, 永廣信治：Radiculopathy で発症した頸椎硬膜外病変の1例. 脳外誌 22: 69-71, 2013
2) Rangle-Castilla L, Holman PJ, Krishna C, et al: Spinal extradural arteriovenous fistulas: a clinical and radiological description of different types and their novel treatment with Onyx. J Neurosurg Spine 15: 541-9, 2011
3) Takai K, Taniguchi M: Comparative analysis of spinal extradural arteriovenous fistulas with or without intradural venous drainage: a systematic literature review. Neurosurg Focus 32: E8, 2012
4) Jin YJ, Chung SK, Kwon OK, et al: Spinal intraosseous arteriovenous fistula in the fractured vertebral body. AJNR Am J Neuroradiol 31: 688-90, 2010

Key Points

- 脊髄動静脈奇形では MRI における flow void が特徴だがわかりづらい場合もある.
- 硬膜動静脈瘻よりまれだが, 硬膜外静脈叢へのシャントを有する硬膜外動静脈瘻も重要な鑑別となる. 脊髄血管撮影では硬膜内への静脈逆流の有無を確認する.

（多田恵曜ほか）

Coffee Break 8
ASLのアーチファクト

① Borderzone sign：実際には脳血流は正常であるのに前大脳動脈−中大脳動脈（ACA-MCA），中大脳動脈−後大脳動脈（MCA-PCA）境界領域で血流が落ちているように見える所見です（**図1**）[1]．

② Arterial transit artifact：ラベルされた血液が血管内でうっ滞して高信号に見える所見です（**図2**）．もやもや病[2]でしばしば見られるほか，脳動脈瘤や蛇行した動脈，脳梗塞や脳動静脈奇形などでも見られる場合があります．

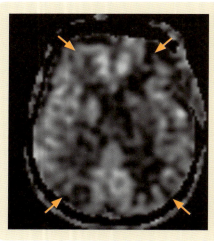

図1 ● ASL（borderzone sign）
ACA-MCA 境界領域，MCA-PCA 境界領域の血流が減少しているように見える．

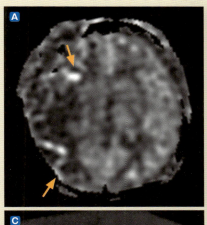
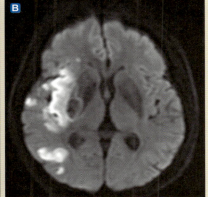
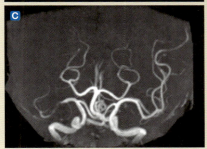

図2 ● ASL（arterial transit artifact）

A：ASL．右MCA領域の脳梗塞の一例．右MCA領域が低信号となっており，脳血流の減少を反映している．一部に強い高信号の部位もあり（→），うっ滞した血流（arterial transit artifact）と考えられる．
B：拡散強調画像．右島回や側頭後頭葉，前頭葉に脳梗塞を反映した高信号域が認められる．
C：MRA．右MCAのM1遠位部に高度狭窄があり，M2以降はほとんど描出されていない．

引用・参考文献

1) Zaharchuk G, Bammer R, Straka M, et al: Arterial spin-label imaging in patients with normal bolus perfusion-weighted MR imaging findings: pilot identification of the borderzone sign. Radiology 252: 797-807, 2009
2) Zaharchuk G, Do HM, Marks MP, et al: Arterial spin-labeling MRI can identify the presence and intensity of collateral perfusion in patients with moyamoya disease. Stroke 42: 2485-91, 2011

3 側脳室三角部付近の占拠性病変
進行する感覚性失語で発症した38歳男性

病　歴

1週間ほど前から頭痛，読字困難を自覚した．その後，言われたことも理解できなくなり，会話が成立しなくなったために近医を受診した．MRIで側脳室三角部付近に腫瘍性病変を認め，当院紹介となった．既往歴に特記すべきことなし．

現　症

意識清明，脳神経に異常所見なし．感覚性失語，失算，手指失認を認めた．

検査所見

頭部CT，MRI，血管造影検査，^{201}Tlシンチグラフィを供覧する（図1〜5）．

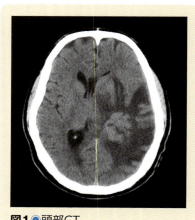

図1●頭部CT

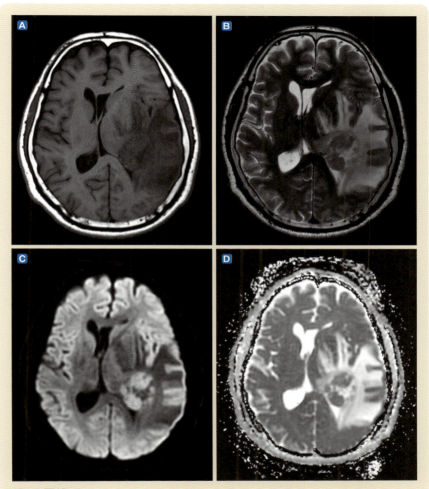

図2●頭部MRI

A：T1強調画像，B：T2強調画像，C：拡散強調画像，D：ADC map.
左側頭葉から側脳室下角・三角部にT1強調画像で低信号（A），T2強調画像で等／高信号（B），拡散強調画像で高／低信号（C），ADCは低／高値（D）の約4cmの腫瘤性病変を認める．周囲には強い浮腫様の所見を伴う．

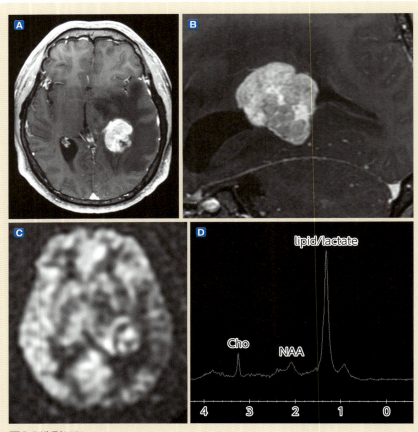

図3●造影MRI

造影 T1 強調画像（A：水平断，B：矢状断）で腫瘍は強く増強され，側脳室後角に沿った増強効果も伴う．ASL（C）で腫瘍の perfusion はさほど高くなく，脳実質と同程度である．MR spectroscopy（D）では大きな lipid/lactate peak と Cho/NAA 比の上昇を認める．

4章 脊髄・その他の病変

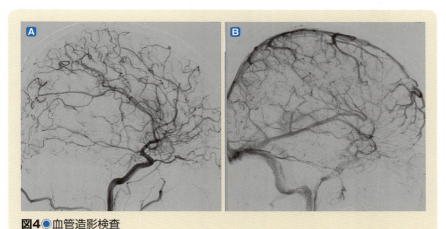

図4● 血管造影検査
A：動脈相, B：静脈相. 後脈絡叢動脈をfeederとする軽度のtumor stainを認める.

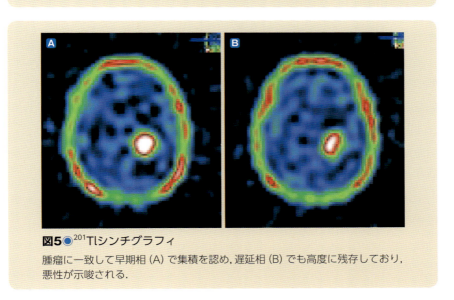

図5● ^{201}Tlシンチグラフィ
腫瘍に一致して早期相（A）で集積を認め, 遅延相（B）でも高度に残存しており, 悪性が示唆される.

Discussion Points

❶ 鑑別診断は何か？
❷ 治療はどうするか？

Discussion ―①鑑別診断は何か？

　側脳室またはその近傍に発生する腫瘍としてリンパ腫（lymphoma），髄膜腫（meningioma），脈絡叢乳頭腫（choroid plexus papilloma），高悪性度神経膠腫（high-grade glioma：HGG），転移性脳腫瘍（metastasis），上衣腫（ependymoma），上衣下腫（subependymoma）が挙がる．成人の側脳室三角部（近傍の）腫瘍のため，特にリンパ腫，髄膜腫，転移性脳腫瘍，HGGが疑われた．

　CTでのほぼ均一な高吸収，拡散強調画像高信号（ADC低下）からリンパ腫と髄膜腫が上位に挙がった．血流はさほど強くなく，リンパ腫がより疑われた．側脳室壁に沿った造影増強効果は播種を示唆し，MR spectroscopyでは高いlipid peakを認め，これらはリンパ腫（またはHGG）に合致した．ただしリンパ腫としては若年であるため，それ以外をより疑うとする意見もあった．なお，全身精査で他部位に悪性腫瘍は検出されなかった．

　進行性に症状増悪を認めたため開頭腫瘍摘出術を施行した．手術所見では比較的境界明瞭な腫瘤であった．病理組織ではCD20陽性の大型リンパ球様異型細胞が充実性に増殖しており（**図6**），悪性リンパ腫（diffuse large B cell lymphoma：DLBCL）と診断した．他臓器にリンパ腫病変を認めず，中枢神経系原発悪性リンパ腫（primary central nervous system lymphoma：PCNSL）と診断した．

　本邦の悪性リンパ腫（B cell type）は60歳代に多く，40歳未満（本例が該当）は5.3％と少ない[1]．危険因子としてAIDSが知られるが本例では認めなかった．悪性リンパ腫の画像所見としてCTの軽度高吸収，拡散強調画像の高信号，均一な造影増強は特徴的であるが，症例によってvariationも多い[2,3]．

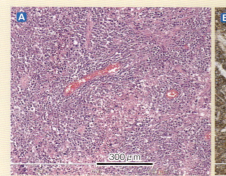 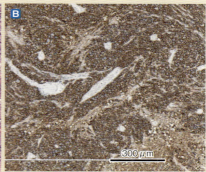

図6 病理所見
A：HE染色，B：CD20免疫染色．

Discussion ──②治療はどうするか？

　復習を兼ねるが，悪性リンパ腫の治療として，高用量のメトトレキサート（methotrexate：MTX）療法が広く行われている．高用量 MTX 療法と全脳照射を組み合わせる治療も行われているが，照射後の認知機能障害等の神経毒性が問題であり，特に高齢者においては放射線治療を温存すべきとの見解もある．また，近年，MTX に他剤を併用する化学療法や，強力な化学療法に幹細胞移植を組み合わせる治療法などの有効性が報告されている[3,4]．今後，エビデンスの確立が期待される．

　なお，高用量 MTX 療法に rituximab を併用（R-MTX 療法）すると全生存期間が延長するとも報告されている[5]．免疫染色で CD20 陽性であれば R-MTX 療法を検討してもよい．本例は確定診断後，R-MTX 療法を3クール施行したところ，残存腫瘍は消失し complete response が得られた．

中枢神経系原発悪性リンパ腫
(primary central nervous system lymphoma：PCNSL)

引用・参考文献

1) The Committee of Brain Tumor Registry of Japan: Report of brain tumor registry of Japan (2001-2004). 13th edition. Neurol Med Chir (Tokyo) 54 (Suppl 1) : 9-102, 2014
2) Küker W, Nägele T, Korfel A, et al: Primary central nervous system lymphomas (PCNSL) : MRI features at presentation in 100 patients. J Neurooncol 72: 169-77, 2005
3) Alain AP, Kadoch C, Rubenstein JL, et al: Biology and Treatment of Primary Central Nervous System Lymphoma. Neurotherapeutics 6: 587-97, 2009
4) Nayak L, Batchelor TT: Recent Advances in Treatment of Primary Central Nervous System Lymphoma. Curr Treat Options Oncol 14: 539-52, 2013
5) Gregory G, Arumugaswamy A, Leung T, et al: Rituximab is associated with improved survival for aggressive B cell CNS lymphoma. Neuro Oncol 15: 1068-73, 2013

Key Points

- たとえ若年でも側脳室近傍腫瘍の鑑別にリンパ腫が挙がる．リンパ腫では全摘出以外にも生検術＋化学療法の選択肢があるため術前診断は重要である．

（松田　拓ほか）

眼窩内占拠性病変
亜急性に視力低下をきたした70歳男性

病歴

某年11月より徐々に右眼が見えにくくなり，12月ごろより右眼球突出も出現したため，当院眼科を受診した．頭部MRIにて右眼窩内に腫瘤を認め，精査・加療のため脳神経外科に紹介された．

現症

意識清明．右眼球突出，右視力障害（指数弁），右眼下方視野障害と右眼外転・内転障害を認めた．明らかな四肢麻痺，感覚障害は認めなかった．

検査所見

白血球増多やCRP上昇などの炎症所見は見られなかった．CEA，CA19-9，AFP，PIVKA-Ⅱ，SCCは陰性だった．可溶性IL-2受容体 1,210 U/mL（基準220〜530），β_2ミクログロブリン 1.96 mg/L（基準＜1.7）であった．

頭部CT，MRIを供覧する（**図1, 2**）．

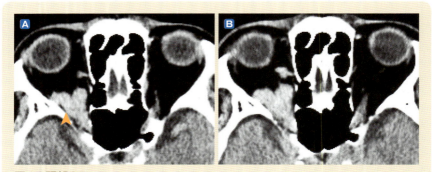

図1●頭部CT
A：初診時．右眼窩内の眼窩尖部側に境界明瞭で，脳実質よりも高吸収（内部均一）な長径約2.5cmの分葉状腫瘤を認める（▶）．
B：初診8日後．右眼窩内腫瘤は軽度増大している．

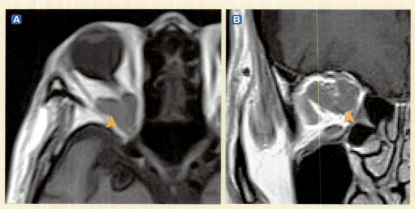

図2●頭部MRI（その1）
A：T1強調画像（水平断）．
B：T1強調画像（冠状断）．

4章 脊髄・その他の病変

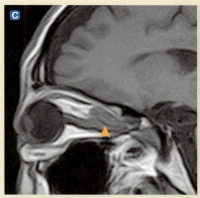
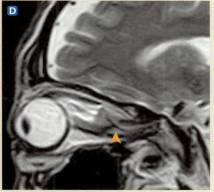
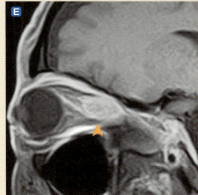

図2●頭部MRI（その2）

C：T1強調画像，D：T2強調画像，E：造影T1強調画像（いずれも矢状断）．
右眼窩内の眼窩尖部側に，T1強調画像，T2強調画像ともに等信号で，ほぼ均一な造影増強効果を伴う腫瘤を認める（▶）．同腫瘤は視神経を上方から圧排している．

Discussion Points

❶鑑別診断は何か？
❷治療はどうするか？

Discussion — ①鑑別診断は何か？

　本例では右眼の視力障害と眼球突出が徐々に進行し，CT・MRIで右眼窩内に腫瘤を認め，短期間に増大傾向を示した．腫瘍性病変とすれば髄膜腫，神経鞘腫，海綿状血管腫，リンパ腫，転移性脳腫瘍などが考えられる．非腫瘍性の鑑別診断として特発性眼窩炎症（炎症性偽腫瘍）やサルコイドーシス，真菌症，類皮腫の可能性も考えられた．形態やT2強調画像での低信号，造影効果が弱いことから神経鞘腫や血管腫，髄膜腫は考えにくかった．内部が造影されることから類皮腫は除外したほか，サルコイドーシスや真菌症の特徴的な胸部所見や副鼻腔所見も見られなかった．リンパ腫と特発性眼窩炎症を特に疑い，組織学的な精査が必要と考えた[1,2]．

経過①

　病変の増大が速く，視力障害が進行性のため，開頭腫瘍摘出術（前頭側頭開頭）を施行した．術後吐血あり，上部消化管内視鏡検査を施行したところ，胃壁にリンパ腫を思わせる病変があり，同部位からの出血であった．

　眼窩内病変の病理診断では，HE染色で核が大きく核小体が明瞭で細胞質をほとんど有さない円形の細胞（リンパ球）を多数認めた（**図3A**）．免疫染色ではCD20陽性（**図3B**）だが，CD5やCD3，CD10は陰性であった（**図3C〜E**）．以上から，悪性リンパ腫（diffuse large B-cell lymphoma：DLBCL）も考慮したが，通常のDLBCLで陽性になることが多いCD5やCD10は本例では陰性であり，mucosa-associated lymphoid tissue（MALT）リンパ腫が高悪性度化したものと考えた．なお，胃病変も眼窩内病変と同様の組織を示しており，同じくMALTリンパ腫と診断された．

4章 脊髄・その他の病変

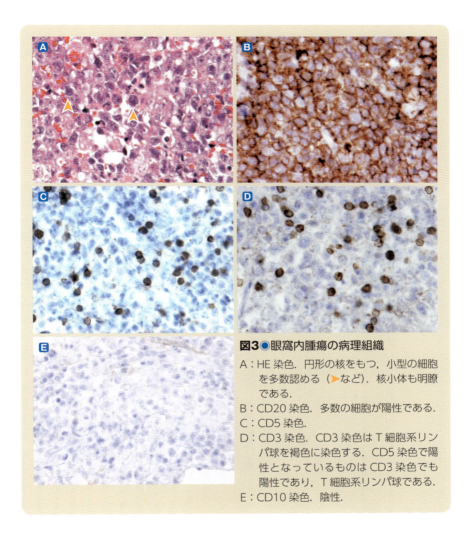

図3●眼窩内腫瘍の病理組織

A：HE染色．円形の核をもつ，小型の細胞を多数認める（▶など）．核小体も明瞭である．
B：CD20染色．多数の細胞が陽性である．
C：CD5染色．
D：CD3染色．CD3染色はT細胞系リンパ球を褐色に染色する．CD5染色で陽性となっているものはCD3染色でも陽性であり，T細胞系リンパ球である．
E：CD10染色．陰性．

Discussion ──②治療はどうするか？

　リンパ腫は眼窩内腫瘍の10％程度を占めるのみで比較的まれな疾患である．急速に視力障害や眼球突出で発症する場合が多い．最も頻度が高い組織は

MALT リンパ腫である[3]．MALT リンパ腫は比較的予後良好なことが多いが，稀に高悪性度化し，DLBCL に移行することもある．腫瘍が眼窩内に限局している場合は外科的摘出術あるいは放射線療法を選択し，全身に転移をきたしている場合は化学療法（R-CHOP 療法や rituximab，メトトレキサート〔MTX〕）を行う．ただ，放射線療法では治療後に放射線障害による視野障害やレンズ調節障害をきたすことがあり，限局した症例でも化学療法を施行する場合もある．

経過②

眼窩内病変は中枢神経領域に近く，浸潤の可能性も考え，中枢神経系への移行性のよい rituximab，MTX 静注・髄注による加療を 1 クール施行した．汎血球減少が生じたため，2 クール目からは R-CHOP 療法に変更した．2 クール終了後の頭部 CT では腫瘍は縮小していた（図4）．

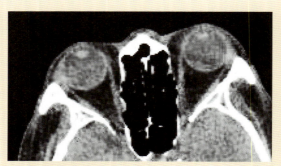

図4● 手術2カ月後の頭部CT
右眼窩内の腫瘍は縮小している．

4章 脊髄・その他の病変

Side Memo 眼科との連携

　眼症状を呈する神経疾患は多岐にわたる．視力低下をきっかけに硬膜動静脈瘻，多発性硬化症，視神経脊髄炎，下垂体腺腫，真菌などによる眼窩部感染症の診断に至ることも少なくない（図5）．また，ぶどう膜炎を呈する全身性疾患も少なからず存在し（ベーチェット病，サルコイドーシス，原田病），眼内悪性リンパ腫も時にぶどう膜炎様の症状を呈するため，診断に苦慮することもある．これらの疾患の診断には発症形式，神経脱落症

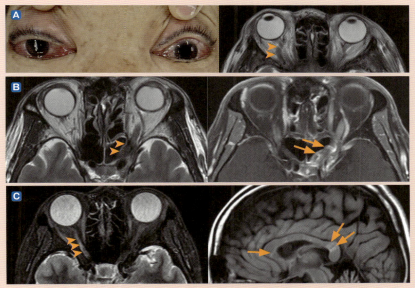

図5●眼症状を呈する神経疾患
A：両眼（角膜）の充血を主訴に眼科を受診し，頭部MRIで眼窩内に異常なflow void（矢頭）を認めたことから硬膜動静脈瘻の診断に至った．
B：視力低下を主訴に眼科を受診し，視神経の萎縮を指摘された．眼窩部のMRIで眼窩先端部に腫瘤性病変を認め（▶），造影増強効果を伴った（→）．生検結果はアスペルギルス感染症であった．
C：視力低下を主訴に眼科を受診し，視神経炎が疑われた．MRIにて視神経炎の所見（▶）と多発脳病変（→）を認め，多発性硬化症と診断された．

状を含む臨床症状，血液や髄液検査所見，脳神経画像所見が重要な役割をもち，先述した疾患を見逃さないために各科の連携は重要である．

眼窩および胃 MALT リンパ腫
(ocular adnexal and gastric mucosa-associated lymphoid tissue [MALT] lymphoma)

引用・参考文献

1) 尾尻博也：頭頸部の臨床画像診断学．眼窩．南江堂，東京，2005，pp1-39
2) 藤田晃史，酒井　修：眼球外眼窩病変，56-89，（多田信平監修：頭頸部の CT・MRI　第2版．メディカル・サイエンス・インターナショナル，東京，2012）
3) Kiesewetter B, Lukas J, Kuchar A, et al: Clinical features, treatment and outcome of mucosa-associated lymphoid tissue (MALT) lymphoma of the ocular adnexa: single center experience of 60 patients. PLoS One 9: e104004, 2014

■ Key Points

・眼窩内腫瘍の診断には組織学的検査が必要な場合が多いが，術式選択のために適切な画像診断が必要である．

（鹿草　宏ほか）

5章
脳血管障害を示唆する病変

1 脳表近傍におけるT2*強調画像低信号
右手の使いにくさを主訴に受診し，突然意識消失した38歳男性

2 大脳半球に多発するT2*強調画像の点状低信号
胸腔洗浄中に左片麻痺をきたした74歳男性

3 右側頭葉から島回における病変
徐々に意識障害が進行した48歳女性

4 両側大脳半球に散在するT2*強調画像低信号
転倒後，意識障害を呈した78歳女性

脳表近傍におけるT2*強調画像低信号

右手の使いにくさを主訴に受診し，突然意識消失した38歳男性

病 歴

朝にバイクで職場へ出勤した際，右手の動かしにくさを自覚した．昼間に近医を受診し，MRIで左前頭葉に異常を指摘された．受診終了後に外来で突然意識を失い，全身に強直性痙攣が出現し当院に救急搬送となった．

現 症

JCS-200，GCS E1V1M3，瞳孔 4 mm/4 mm，左眼対光反射減弱，右完全片麻痺，痛み刺激で除皮質硬直を認めた．

検査所見

白血球 15,000 /μL，ヘモグロビン 12.6 g/dL，血小板 22万 /μL，血糖 158 mg/dL，Na 138 mEq/L，K 3.2 mEq/L，Cl 105 mEq/L，PT-INR 0.94，APTT 19.2秒，Fib 239 mg/dL，D-dimer 35.9 μg/mL（基準≦1.0）であった．
前医の頭部MRI（**図1**），来院時の頭部CT（**図2**）画像を供覧する．

5章 脳血管障害を示唆する病変

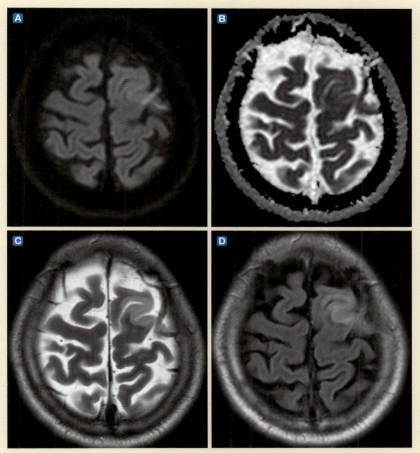

図1●前医の頭部MRI(1.5Tesla)(その1)
A：拡散強調画像，B：ADC map，C：T2強調画像，D：FLAIR．
左前頭葉皮質に信号変化を認め，ADCはやや上昇している．脳表近傍に血管由来と考えられる信号を認める．

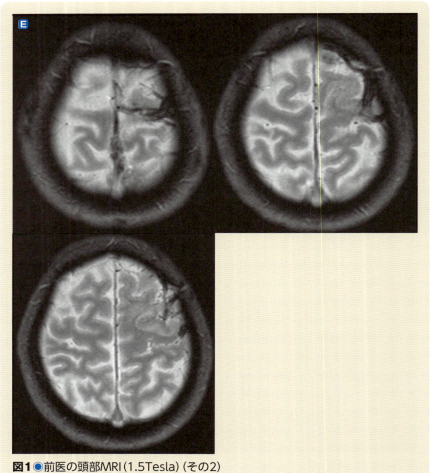

図1 ● 前医の頭部MRI（1.5Tesla）（その2）
E：T2*強調画像では上矢状静脈洞と左前頭葉の皮質静脈に低信号を認める．

5章 脳血管障害を示唆する病変

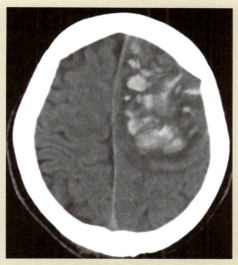

図2● 来院時の頭部CT
左前頭葉に高吸収域と低吸収域が混在する不均一な像を認める．Mass effectが強く，軽度midline shiftを伴っている．

Discussion Points

❶ 診断は何か？
❷ 治療はどうするか？

Discussion ー ①診断は何か？

T2*強調画像で静脈洞および皮質静脈に低信号を認め，血栓の存在が疑われた．前医の MR venography（MRV）で上矢状静脈洞の描出が不良で（**図3A**），

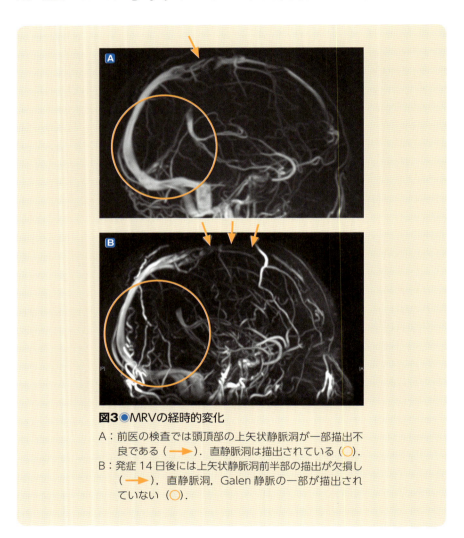

図3●MRVの経時的変化
A：前医の検査では頭頂部の上矢状静脈洞が一部描出不良である（→）．直静脈洞は描出されている（○）．
B：発症14日後には上矢状静脈洞前半部の描出が欠損し（→），直静脈洞，Galen 静脈の一部が描出されていない（○）．

5章 脳血管障害を示唆する病変

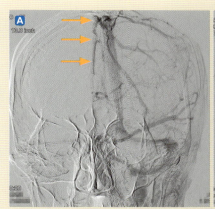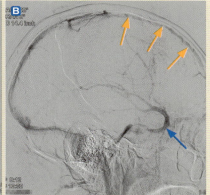

図4 発症20日後の脳血管撮影（左総頸動脈撮影静脈相）
A：正面像，B：側面像．上矢状静脈洞の前半（→）および直静脈洞，Galen静脈などの深部静脈が欠損している．代わりに発達した蝶形頭頂静脈洞（→）を確認できる．

　D-dimer高値と併せて脳静脈・静脈洞血栓症を疑った．2週間後のMRVで上矢状静脈洞の欠損範囲が拡大し，直静脈洞も描出されなかった（**図3B**）．その1週間後の脳血管撮影で上矢状静脈洞前半部は描出不良で，直静脈洞および左前頭葉の皮質静脈は描出されず（**図4**），脳静脈・静脈洞血栓症（cerebral venous sinus thrombosis）と診断した．

　本症は典型的には数日〜数週間で緩徐に進行する頭痛（90％）で発症する．静脈性梗塞や出血を伴うと片麻痺，失語，痙攣などの局所症状を呈する．脳静脈血栓症の原因（**表1**）として先天的なものでは遺伝性凝固異常，後天的なものでは外傷，妊娠，抗リン脂質抗体症候群などが挙げられるが，本例ではいずれも認めなかった．本症を疑えばD-dimerの測定，T2*強調画像やMRVでの確認を考慮されたい[1-3]．T2*強調画像はdeoxyhemoglobinの磁化率効果により静脈に沿って低信号を示し，その診断的価値が注目されている．

表1 ● 脳静脈血栓症の危険因子（文献2を改変）

血栓傾向	アンチトロンビン欠損，プロテインＣ欠損，プロテインＳ欠損，抗リン脂質抗体症候群，高ホモシステイン血症
女性関連	妊娠，産褥期，避妊薬内服，性ホルモン薬内服
感　染	頭頚部の感染症，髄膜炎，全身性炎症
慢性炎症	血管炎，炎症性腸疾患
血液疾患	多血症，本態性血小板血症，発作性夜間血色素尿症
外　傷	頭部外傷，脳静脈の損傷，医原性（頚静脈カニュレーション，脳神経外科的処置，腰椎穿刺）
その他	癌，ネフローゼ症候群

Discussion ─ ② 治療はどうするか？

　脳静脈血栓症の治療は，ヘパリンを持続静注し，数週間後にワルファリンに切り替えることが多い．本例のような出血合併例でも，数日経過観察し出血の拡大傾向がなければ，抗凝固療法を慎重に検討する[4]．また，現在のところ非ビタミンＫ阻害経口抗凝固薬（Non-vitamin K antagonist oral anticoagulant：NOAC）の適用は認められていないが，ダビガトランが奏効したとする報告もあり，今後期待される治療薬である．

経　過

　神経症状，midline shift ともに増悪傾向であったため，入院翌日に減圧開頭術を施行した．術後から意識レベルは改善し，運動器・言語リハビリを開始し右上下肢麻痺，失語も徐々に改善した．発症13日後から抗凝固療法を開始した．ADLは車いす移動，自己摂食可能にまで回復し，発症53日後リハビリ目的に転院した（modified Rankin Scale 4）．脳腫脹が比較的長期間遷延したため，発症98日後に頭蓋形成術を施行した．

5章 脳血管障害を示唆する病変

診断

脳静脈・静脈洞血栓症
(cerebral venous sinus thrombosis)

引用・参考文献

1) Idbaih A, Boukobza M, Crassard I, et al: MRI of clot in cerebral venous thrombosis: high diagnostic value of susceptibility weighted images. Stroke 37: 991-5, 2006
2) Piazza G: Cerebral venous thrombosis. Circulation 125: 1704-9, 2012
3) 尾原知行, 山本康正, 田口瑛次郎, 他：脳静脈血栓症連続10症例の臨床像, 画像所見の検討. Jpn J Stroke 35: 167-73, 2013
4) 日本脳卒中学会脳卒中ガイドライン委員会編:脳卒中治療ガイドライン2015. 協和企画, 東京, 2015, 252-4

Key Points

- 脳静脈・静脈洞血栓症は病歴, 症状が多彩で, しばしば診断に難渋する. 本症を疑った際はT2*強調画像やMR venographyが有用である.

（平井　聡ほか）

Coffee Break ⑨
GRE法・FSE法

　GRE（gradient echo）法・FSE（fast spin echo）法は，どちらもMRI信号を画像化する手法です．GRE法では傾斜磁場（gradient magnetic field）を，FSE法では電磁波を使ってMR信号を取り出しています．

　GRE法のMRI信号は，局所のT1やT2*といったパラメーターに影響され，FSE法ではT1やT2に影響されます．このため，T2*強調画像はGRE法で，T2強調画像はFSE法でしか撮影することができません．一方，T1強調画像はGRE法，FSE法のどちらでも撮影できます（**表1**）．

　なお，MRIメーカーによっては，FSE法とほぼ同じ撮影を「TSE（turbo spin echo）法」として提供しています[*1]．

表1 ● GRE法, FSE法の特徴

	GRE法	FSE法
磁場不均一の影響	鋭敏で画像がゆがみやすい	影響は少なく画像がゆがみにくい
T1強調画像の血管内信号	中〜高信号	低信号〜高信号までさまざま
T2/T2*緩和	T2*緩和	T2緩和
T2/T2*強調画像における脳脊髄液のアーチファクト	発生しにくい	発生しやすい

[*1] FSE法，TSE法は，総称して「高速スピンエコー法」と呼ばれる．過去には「高速」でないスピンエコー法（conventional spin echo法）が用いられ，T2強調画像やFLAIRの撮像に非常に時間がかかっていた．このため現在，T2強調画像やFLAIRにはFSE/TSEが使われている．なお，高速化の度合い（echo train length：ETL）を上げると，一般に撮影時間は短くなるが，コントラストは悪くなる．
　一方，T1強調画像に関しては，conventional spin echo法，FSE/TSE法，GRE法いずれにも利点があり，3者とも現在でも使用されている．

大脳半球に多発するT2*強調画像の点状低信号

胸腔洗浄中に左片麻痺をきたした74歳男性

難易度レベル ★☆☆

病　歴

　食道癌の術後吻合不全より右慢性膿胸となり，加療のため某年6月中旬当院外科に入院した．右胸腔ドレーンを挿入され，ドレナージを継続していた．7月初旬に左側臥位にてドレーンをクランプし，膿瘍腔の洗浄を開始した．洗浄の途中で呼吸困難，咳嗽が出現したため，クランプを開放し座位をとらせた．その直後，右への共同偏位，左片麻痺が出現し，神経内科が緊急対応した．

現　症

　血圧 204/116 mmHg，脈拍 113／分・整，体温 36.7 ℃，SpO$_2$ 89%（酸素：マスク 5 L/分），右肺の呼吸音は減弱していた．意識清明で応答は良好であったが，右への共同偏視，左半側空間無視，左片麻痺に対する病態失認，顔面を含む軽度の左片麻痺，左半身の感覚消失を認めた．

検査所見

　頭部 CT（**図1**），頭部 MRI（**図2**）を供覧する．頭頸部 MRA では明らかな狭窄を認めなかった．マイクロバブルを用いた経頭蓋超音波ドプラ検査では右左シャントを認めなかった．

Key Word

半側空間無視
(hemispatial neglect)

病変対側の半側空間無視は，空間見当識にかかわる頭頂前頭ネットワークの皮質成分（帯状皮質，頭頂皮質後部，前頭眼野），皮質下成分（線条体，視床）の損傷で生じ，必ずしも頭頂葉病変を意味しない．臨床上，左半球よりも右半球の損傷のほうが対側無視が重度となりやすいが，これはなぜだろうか．

実は，右半球は空間全体（両側）に対する注意機能を有するが，左半球は主に対側（右側）に対してのみ注意機能を発揮する．そのため，左半球病変の場合は右半球が注意を代償し，右側空間無視はあまり起こらない．しかし右半球病変の場合は代償されないので，左側空間無視が強く出るのである[1]．

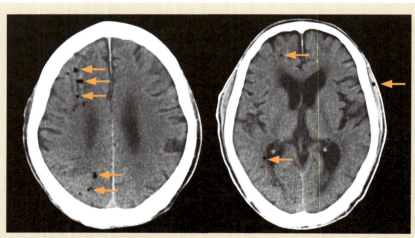

図1●発症30分後の頭部CT
右大脳半球に点状の低吸収域を多数認め，左側頭部の皮下にも点状の低吸収域を1つ認める（→）．

5章 脳血管障害を示唆する病変

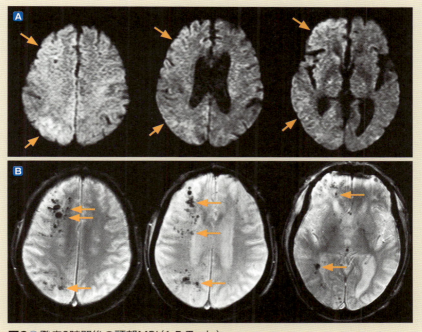

図2●発症2時間後の頭部MRI（1.5 Tesla）
A：拡散強調画像では右中大脳動脈と右前大脳動脈の境界領域，右中大脳動脈と右後大脳動脈の境界領域を中心に，淡い高信号域を認める（→）．
B：T2*強調画像では拡散強調画像で見られる高信号域の分布に一致するように点状の低信号域が多発している（→）．

Discussion Points

❶ T2*強調画像で低信号に描出される病態は何か？
❷ 本例の診断は何か？

Discussion ― ① T2*強調画像で低信号に描出される病態は何か？

　Gradient echo（GRE）法による T2*強調画像は，fast spin echo（FSE）法による T2強調画像に比べると磁化率変化の影響を受けやすく，常磁性体の存在をより鋭敏に描出し得る susceptibility sensitive sequence である[2]．T2*強調画像で低信号域として描出される病態は，脳出血，微小出血，血管腫，空気，石灰化，頭蓋骨，flow void，金属沈着である．

Discussion ― ② 本例の診断は何か？

　さきに施行された CT で空気濃度の陰影を多数認め，臨床経過と併せ，脳空気塞栓症（cerebral air embolism）と診断した．逆に近年，脳卒中疑い患者では MRI が先行するケースも多いが，T2*強調画像で多発する低信号を認める場合は，脳空気塞栓症も考慮する必要がある．

　脳空気塞栓症の診断は，CT で空気濃度の陰影を認めることが根拠となる．CT の空気陰影は 0.5〜30 時間で消失する[3]とされており，疑わしい場合には早期に確認することが望まれる．脳空気塞栓症の原因としては，外傷やカテーテル操作，体外循環を使用した手術，CT ガイド下肺生検，心肺蘇生術などの医療行為による合併症が知られる[4]．発症機序としては，処置に伴い肺静脈に空気が流入し，その空気が体循環に入るためと報告されている[5]．

経　過

　発症 3 時間後に痙攣発作が出現し重積状態となったため，気管挿管・鎮静を行った．発症 7 時間後の頭部 MRI では，初回の T2*強調画像で認めた空気は縮小し拡散していた（図3）．発症 26 時間後の頭部 CT では空気陰影は消失していた（図4）．抗てんかん薬を調整し，発症 8 日後に抜管した．その後，徐々

5章 脳血管障害を示唆する病変

に意識障害と左片麻痺は改善した．発症4カ月後転院時には軽度左片麻痺，左半側空間無視は残存するものの，歩行器の使用にて短距離の歩行も可能となった．

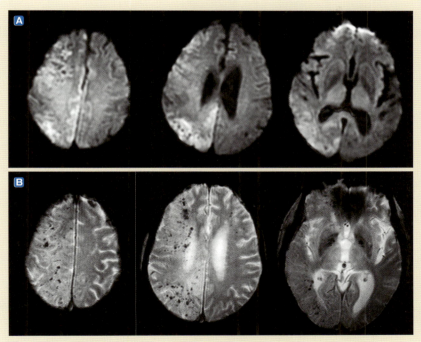

図3●発症7時間後の頭部MRI（3 Tesla）
磁場強度が異なるが，初回MRI（図2）と比較して，
A：右大脳半球における高信号が明瞭化している．
B：点状の低信号は縮小し，分布がやや拡散している．

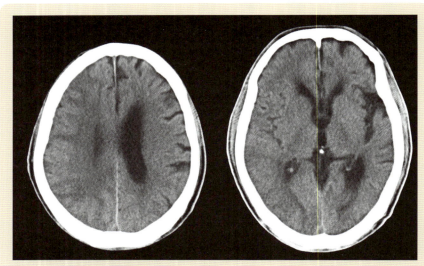

図4●発症26時間後の頭部CT
発症30分後に見られた空気陰影は消失し，右大脳半球に浮腫および低吸収を認める．

診断

脳空気塞栓症
(cerebral air embolism)

5章 脳血管障害を示唆する病変

引用・参考文献

1) Mesulam MM: 36 Aphasia, Memory Loss, and Other Focal Cerebral Disorders. Harrison's Principles of Internal Medicine 19th ed. McGraw-Hill Education, 2015, 176-84
2) 百島祐貴：MRI T2*強調画像の原理．神経内科 69: 232-5, 2008
3) Takizawa S, Tokuoka K, Ohnuki Y, et al: Chronological changes in cerebral air embolism that ocurred during continuous drainage of infected lung bullae. Cerebrovasc Dis 10: 409-12, 2000
4) 宮城　愛，寺澤由佳，山本伸昭，他：胸腔洗浄中に脳空気塞栓症をきたした1例．臨床神経 53: 109-13, 2013
5) 黒田慎太郎，江藤高陽，角舎学行，他：肺腫瘍に対するCTガイド下マーキング中に発症した空気塞栓の1例．日臨外会誌 66: 1291-4, 2005

Key Points

- T2*強調画像の多発性低信号は脳空気塞栓症でも見られるため，疑われる場合は早期にCTで空気濃度の有無を確認する必要がある．

（宮城　愛ほか）

Coffee Break ⑩
Saturation pulseによる
フロー・アーチファクトの軽減

　脳幹・小脳梗塞の症例です（図A）．MRAで右椎骨動脈が描出されず（図B），椎骨動脈解離が疑われます．T1強調画像で偽腔の血栓やうっ滞した血液を高信号として検出したい状況です．しかし，ただ単にT1強調画像を撮影すると両側の椎骨動脈に高信号を認めてしまい（図C, D），診断に迷います．

　これは，T1強調画像において撮影範囲の外から流入した血液が高信号になるフロー・アーチファクトのためです．これを抑えるには，撮影範囲の上下に血液信号を抑制する電磁波（saturation pulse）を当てるのが有効です（図E）．Saturation pulseを用いると，右椎骨動脈の高信号は残存します（図F）が左椎骨動脈の高信号は消失し（図G），右椎骨動脈解離であることが確認できます．Saturation pulseを照射すると，撮影時間は延長し画像のノイズは増えてしまいます．このためルーチン検査で行わない施設も多いでしょう．こういったテクニックを適切に使うために，依頼医と放射線科・放射線部で十分な情報共有が必要です．

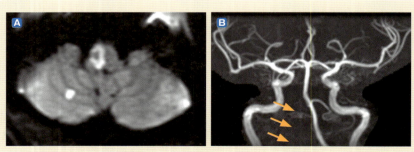

A：拡散強調画像．延髄右側，右小脳半球下部に高信号域を認める．
B：MRA．頭蓋内で右椎骨動脈が描出されず，解離や閉塞が疑われる．

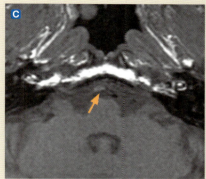
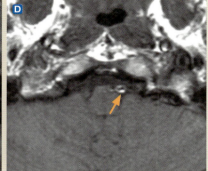

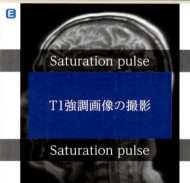

C：T1強調画像．右椎骨動脈に高信号を認める．
D：T1強調画像．左椎骨動脈にも高信号を認める．
E：アーチファクトを防ぐために，撮影範囲の上下に saturation pulse をかける．
F：T1強調画像．右椎骨動脈に高信号を認め，偽腔内のうっ滞した血流や血栓の存在が示唆される．
G：T1強調画像．左椎骨動脈に見られた高信号は消失しており，アーチファクトであったことがわかる．

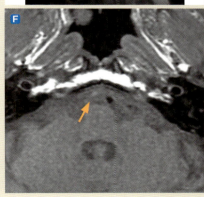
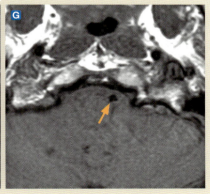

右側頭葉から島回における病変
徐々に意識障害が進行した48歳女性

難易度レベル ★★★

病歴

既往歴に特記事項なし．某年2月初旬に発熱と頭痛が出現した．同時期に左上肢のしびれ感と構音障害が出現したが，自宅にて様子を見ていた．その後，徐々に意識レベルが低下したため発症9日後に前医受診，当院紹介搬送となった．

現症

体温：37.4℃．GCS E2V4M6．眼球運動障害なし．顔面神経麻痺なし．両側上下肢麻痺なし．

検査所見

血液・生化学：白血球 9,700 /μL，赤血球 412万 /μL，ヘモグロビン 6.9 g/dL，ヘマトクリット 26.3%，血小板 44.8万 /μL，CRP 1.3 mg/dL，血糖 120 mg/dL，FDP 11 μg/mL（基準＜5），D-dimer 6.5 μg/mL（基準≦1.0），PIVKA-Ⅱ 81 mAU/mL（基準＜40），その他 CEA，CA19-9，AFP，SCC，可溶性 IL-2 受容体，$β_2$ミクログロブリンは基準内であった．

髄液：色調は無色透明．細胞数 1 /μL，蛋白 143 mg/dL，糖 71 mg/dL．

前医での頭部 MRI（**図1**），当院入院時の頭部 CT，MRI，4D-CTA を供覧する（**図2～4**）．

5章 脳血管障害を示唆する病変

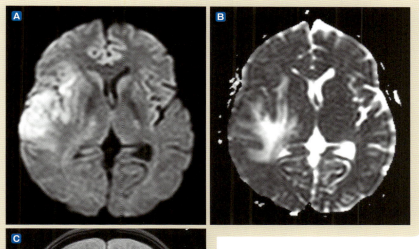

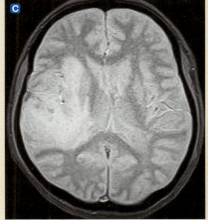

図1●前医頭部MRI（1.5 Tesla）
A：拡散強調画像．右側頭葉～島回に高信号を認め，浮腫を伴う．
B：ADC map．Aで高信号の部位は脳実質と等信号で，周囲に血管性浮腫を伴う．
C：T2*強調画像．右側頭葉～島回に淡い高信号域を認める．出血や血栓を思わせる低信号域は認めない．

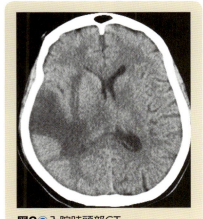

図2●入院時頭部CT
右側頭葉～島回に低吸収域を認める．

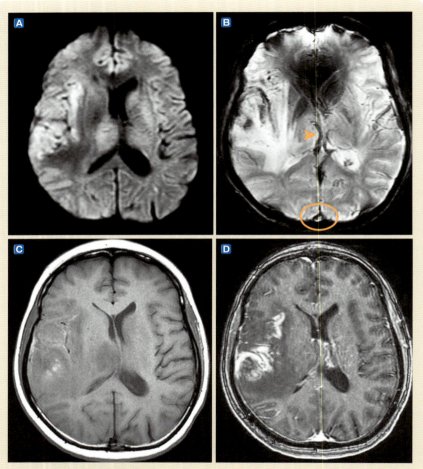

図3● 入院時頭部MRI（3 Tesla）

A：拡散強調画像．右視床にも高信号域を認める．
B：T2*強調画像．内大脳静脈に一致した低信号域を認める（▶）．一方，上矢状静脈洞の内部は高信号である（◯）．右側頭葉内，脳表にも低信号を伴う．
C：T1強調画像．拡散強調画像で高信号の部位は主として低信号を呈す．右側頭葉内，脳表に高信号を伴い，出血と考えられる．
D：造影T1強調画像．右側頭葉および島回で皮質に沿った増強効果を認める（gyral enhancement）．

5章 脳血管障害を示唆する病変

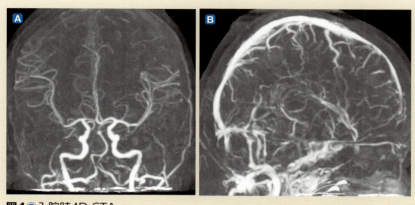

図4●入院時4D-CTA
A：動脈相（正面）．主幹動脈に閉塞なく，異常血管も認めない．
B：静脈相（側面）．Galen静脈，直静脈洞など深部静脈の描出が不良である．

Discussion Points

・考えられる診断は何か？

Discussion ── 考えられる診断は何か？

　本例では徐々に進行する意識障害を認め，拡散強調画像では右側頭葉〜島回に高信号病変を認めた．軽度ながら炎症所見を認め，比較的緩徐な発症様式であったことから当初脳炎や脳膿瘍が疑われ，鑑別診断として脳腫瘍（膠芽腫，転移性脳腫瘍など），脳梗塞が挙がった．

　貧血や入院後に出現した不正出血などから悪性腫瘍や出血性疾患も疑い検索したところ，PIVKA-Ⅱの上昇は認めたが，胸腹部造影CTでは子宮筋腫と思われる病変を認めるのみで，悪性腫瘍は検出できなかった．照射赤血球を輸血した後，不正出血は自然に消失した．

　MRIのフォローアップ，4D-CTAの所見からは脳静脈・静脈洞血栓症とそれに伴う出血性梗塞が考えられたが，持続する発熱や炎症所見などから臨床的には脳炎や脳膿瘍のほうがより疑わしく，また腫瘍も除外できなかった．

　入院後も意識障害が進行したため，組織診断および減圧を目的に開頭術を施行した．脳表は黄色調でやや軟化しており，腫瘍性病変や膿瘍腔は認めなかった．右側頭葉病変部の生検のみで手術を終了した．病理では腫瘍や感染を示唆する所見は認めず，梗塞後変化とのことであった．以上から脳静脈・静脈洞血栓症（cerebral venous sinus thrombosis）と診断した．

　プロテインSが24%（基準60〜127%）と低下しており，病態の背景と考えられた．プロテインS欠乏症は常染色体優性遺伝を示す先天性，膠原病やネフローゼ症候群，肝不全，ウイルス感染，経口避妊薬内服などに関連した後天性に分類される[1]が，本例の原因は特定できなかった．

　脳静脈・静脈洞血栓症は，約半数で静脈性梗塞や出血といった脳実質の所見が認められる．本例のように深部の血栓症では基底核や視床に浮腫性の信号変化を伴うことがある[3]．静脈性梗塞の特徴は多発性，両側性，動脈支配と合致しないこと，点状出血を伴うこととされる．T2*強調画像で異常が検出できる[4,5]ことはすでに述べたが，高磁場MRIのほうが感度が高いと思われる．造影

CT・MRIでは本例のように,脳回に沿った増強効果(gyral enhancement)を認めることがある.ただし gyral enhancement 自体は種々の血管性(再灌流,posterior reversible encephalopathy syndrome〔PRES〕など),炎症・感染性(髄膜炎,単純ヘルペス脳炎など),まれに腫瘍性の病態で出現し得る[6].

フォローアップの頭部 MRI(図5),4D-CTA(図6)を示す.

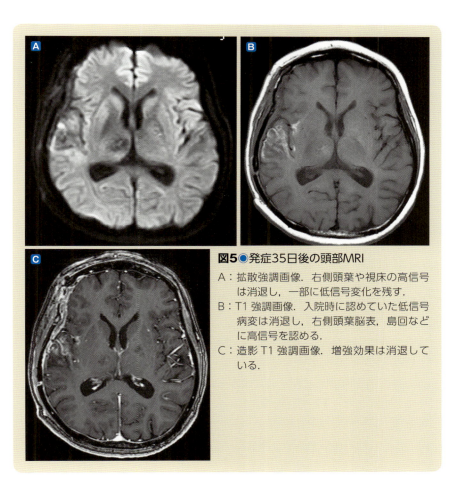

図5● 発症35日後の頭部MRI
A:拡散強調画像.右側頭葉や視床の高信号は消退し,一部に低信号変化を残す.
B:T1強調画像.入院時に認めていた低信号病変は消退し,右側頭葉脳表,島回などに高信号を認める.
C:造影T1強調画像.増強効果は消退している.

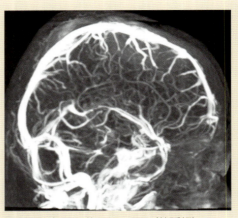

図6 発症39日後の4D-CTA(静脈相)
Galen静脈,直静脈洞が描出されている.

Side Memo　単純ヘルペス脳炎の画像所見

　単純ヘルペス脳炎(herpes simplex encephalitis：HSV)はcommonな神経感染症であるだけに,その画像的特徴を把握しておきたい.自験例を示す.患者は70歳男性,糖尿病治療中に亜急性に発熱,頭痛,意識障害を呈した.入院時,意識は軽度混濁,混合失語のため会話はほとんど成り立たなかった.髄液検査では細胞数335/3μL(ほぼすべて単核球),蛋白85 mg/dL,糖90 mg/dL(血糖173 mg/dL),HSV PCR陽性であった.頭部MRIを供覧する(図7).

　単純ヘルペス脳炎では側頭葉内側面,眼窩前頭皮質,島回皮質などを中心に側頭・前頭葉病変を認めることが多い.MRIではしばしば両側性に(多くは左右差あり)T2強調画像,FLAIRで高信号を呈し,出血を伴うこともある.拡散強調画像は高信号(細胞性浮腫)を呈し,早期から病変を検出できる.他の脳症や脳炎と異なり,初期から脳弓への浸潤を認めやすい

5章 脳血管障害を示唆する病変

のが特徴で，基底核は侵されにくい．また脳血流シンチグラフィ（SPECT）では血流増加を確認できることが多く，呈示例ではASLにおいて同様の所見を得た．

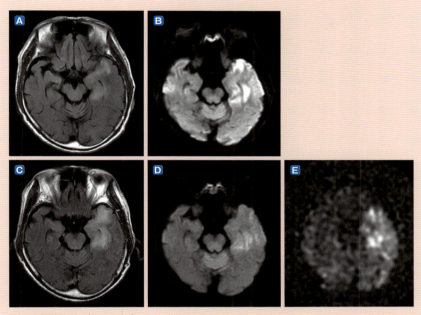

図7●頭部MRI（3 Tesla）
A，B：入院翌日．
C，D，E：入院7日後．
A，C：FLAIR．
B，D：拡散強調画像．
E：ASL．
左側頭葉内側主体の病変を認める．

脳静脈・静脈洞血栓症
(cerebral venous sinus thrombosis)

引用・参考文献

1) 中山享之, 小嶋哲人 : プロテインS欠乏症. 血栓止血誌 12: 235-9, 2001
2) Saposnik G, Barinagarrementeria F, Brown RD Jr, et al; American Heart Association Stroke Council and the Council on Epidemiology and Prevention: Diagnosis and management of cerebral venous thrombosis: a statement for healthcare professionals from the American Heart Association/American Stroke Association. Stroke 42: 1158-92, 2011
3) Coutinho JM: Cerebral venous thrombosis. J Thromb Haemost 13 (Suppl 1) : S238-44, 2015
4) Mitaki S, Yamaguchi S: Efficacy of t2*-weighted gradientecho MRI in early diagnosis of cerebral venous thrombosis with unilateral thalamic lesion. Case Rep Neurol Med 2013: 964650, 2013
5) Selim M, Fink J, Linfante I, et al: Diagnosis of cerebral venous thrombosis with echo-planar T2*-weighted magnetic resonance imaging. Arch Neurol 59: 1021-6, 2002
6) Smirniotopoulos JG, Murphy FM, Rushing EJ, et al: Patterns of contrast enhancement in the brain and meninges. Radiographics 27: 525-51, 2007

Key Points

- 脳静脈・静脈洞血栓症は臨床的にも画像的にも炎症性, 感染性, 腫瘍性などと紛らわしいことがあり, 注意深い鑑別を要する.

(鹿草　宏ほか)

両側大脳半球に散在する T2*強調画像低信号

転倒後，意識障害を呈した78歳女性

病　歴

元来ADLは自立していたが，夜間にトイレへ行く途中で転倒し，床に倒れているところを家人に発見された．そのときには下肢の痛みを訴えるだけであり，会話は可能な状態であった．ベッドに寝かせて様子を見ていたが，翌朝には声をかけても返答せず，意識障害を認めたために救急搬送された．

現　症

一般身体所見：血圧 117/70 mmHg，脈拍 82/分・整，体温 38.0℃，SpO_2 98%（酸素：マスク 5L/分），呼吸音 両側湿性ラ音を聴取，左下肢の短縮，外旋を認めた．

神経学的所見：項部硬直なし，痛み刺激により開眼はするが発語は見られなかった．瞳孔 5/5 mm，睫毛反射 ＋/＋，角膜反射 ＋/＋，対光反射 両側 sluggish，痛み刺激で四肢運動機能に左右差は認めないが，自発運動は見られなかった．両側Babinski徴候は陽性であった．

検査所見

血液・生化学検査ではヘモグロビン 10.8 g/dL と軽度貧血，CRP 5.67 mg/dL と軽度炎症所見を認めた．D-dimer 48.4 μg/mL，FDP 51 μg/mL の高値か

ら血栓形成傾向が示唆された．LDH 664 IU/L，CK 210 IU/L とやや高く，転倒に伴う筋挫滅の関与が考えられた．電解質，血糖値の異常は認めなかった．

来院時の頭部 MRI（**図1**）を供覧する．

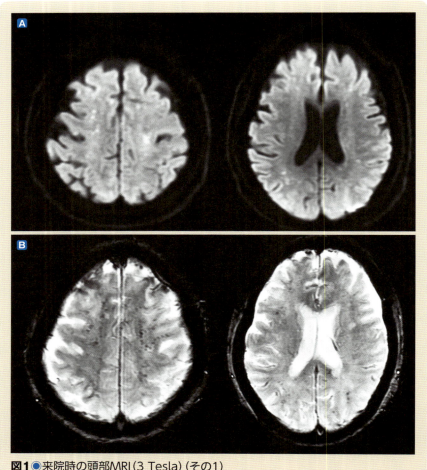

図1●来院時の頭部MRI（3 Tesla）（その1）
A：拡散強調画像．両側大脳半球に散在性の高信号域を認める．
B：T2*強調画像．両側大脳半球に点状の低信号が散在している．

5章 脳血管障害を示唆する病変

　マイクロバブルを用いた経頭蓋超音波で右左シャントの有無を検索した際，卵円孔開存が疑われる所見が見られた．

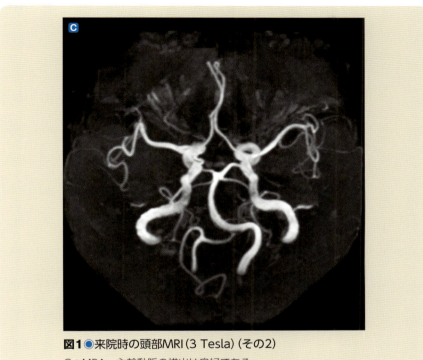

図1●来院時の頭部MRI（3 Tesla）（その2）
C：MRA．主幹動脈の描出は良好である．

Discussion Points
❶考えられる診断は何か？
❷診断のポイントは何か？

Discussion —①考えられる診断は何か？

　本例は転倒後に意識障害，発熱，呼吸機能障害を呈した．さらに，左下肢の短縮や外旋から大腿骨頚部骨折が示唆され，骨盤部 X 線（図2）で確認された．頭部 MRI 所見も併せ，脂肪塞栓症候群が最も疑われた．

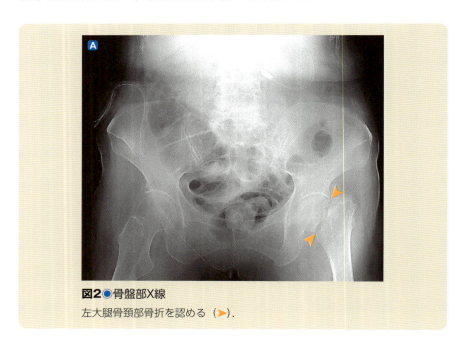

図2●骨盤部X線
左大腿骨頚部骨折を認める（▶）．

　しかし，拡散強調画像の散在性高信号や D-dimer 高値などから，奇異性脳塞栓症を含む心原性脳塞栓症，大動脈原性脳塞栓症，感染性心内膜炎，非感染性血栓性心内膜炎，Trousseau 症候群なども鑑別として考えられた．

　入院後の検査では，心房細動は認めず，卵円孔開存を認めたが深部静脈血栓は見られなかった．心臓内疣腫を認めず，感染性心内膜炎や非感染性血栓性心内膜炎は否定的であった．Trousseau 症候群の原因となるような悪性腫瘍も認めなかった．

以上のように他疾患を可能な限り除外したうえで，最終的に脂肪塞栓症候群（fat embolism syndrome）と診断した（**表1**：診断基準参照）．

表1 ● Gurdの診断基準

大基準	1)	皮下点状出血斑
	2)	呼吸困難とX線像上の両肺野の吹雪様陰影
	3)	頭部外傷や他の原因によらない神経症状
小基準	1)	頻脈
	2)	発熱
	3)	網膜変化（脂肪滴または出血斑）
	4)	尿変化（無尿，乏尿，脂肪滴）
	5)	ヘモグロビン値の急激な低下
	6)	血小板の急激な減少
	7)	赤沈値の亢進
	8)	喀痰中の脂肪滴
	9)	尿中脂肪酸
	10)	血清リパーゼ上昇
	11)	血中遊離脂肪滴

脂肪塞栓症候群臨床診断：大基準1項目以上と小基準4項目以上

Discussion ─ ②診断のポイントは何か？

脂肪塞栓症候群の臨床症状として，古典的三徴（低酸素血症，神経学的異常，点状皮下出血）が挙げられる．呼吸症状を伴った場合には容易に疑うことができるが，三徴すべてを呈する症例は半数以下であり[1]，確定診断は難しく，画像所見も併せて総合的に判断する必要がある．

脳MRI所見としては，拡散強調画像やT2*強調画像，磁化率強調画像（susceptibility-weighted imaging: SWI）の異常が報告されている．拡散強調画像では脳に散在性点状高信号が認められ，starfield pattern（多発散在性微小梗塞）と報告されている[2]．T2*強調画像や磁化率強調画像では，低信号病変が同様の分布で認められ，微小出血や血管内に残存沈着した血液の生成物を反映する

と考えられている[3-5]．なお，磁化率強調画像のほうが微小出血の検出能は高い[6]．

　本例の拡散強調画像高信号病変は散発性であったが，一時的に重度の意識障害を呈したことから，広範な脳障害が示唆された．また，右左シャントが存在する症例は重症化しやすいと報告されているが[7]，本例でも右左シャントが確認されており，既報告に矛盾しない経過であった．

経　過

　エダラボンとヘパリン持続投与（10,000単位/日）を開始し，時間経過とともに呼吸状態，血液検査所見は改善した．脂肪塞栓症候群は支持療法のみで後遺症を残さず回復することが多いが，本例も比較的良好な経過をたどった．大腿骨頚部骨折および脳梗塞のリハビリテーション継続のため転院した．

Key Word

磁化率強調画像（SWI）

　磁化率強調画像（susceptibility-weighted imaging：SWI）は局所の磁化率を強調した画像である．SWI原法では，3Dで撮影されたT2*強調画像に磁化率の変化（phase shift）を複数回掛け合わせるという手法が用いられた．その後，他のMRIメーカーからSWI類似のシーケンスが導入され，一般的にはこれらも「SWI」と呼ばれる場合もある（PRESTO: principles of echo shift of observation, SWAN: susceptibility weighted angiography）．これらは厳密にはSWI原法とは異なっている点に注意が必要である．現在もSWI関連のMRI撮影は発展途上にあり，金属，石灰化の鑑別や，金属沈着の定量（quantitative susceptibility mapping：QSM）に向けてさまざまな研究が行われている．

5章 脳血管障害を示唆する病変

診断

脂肪塞栓症候群
(fat embolism syndrome)

引用・参考文献

1) Bulger EM, Smith DG, Maier RV, et al: Fat embolism syndrome. A 10-year review. Arch Surg 132: 435-9, 1997
2) Parizel PM, Demey HE, Veeckmans G, et al: Early diagnosis of cerebral fat embolism syndrome by diffusion weighted MRI (starfield pattern). Stroke 32: 2942-4, 2001
3) Yanagawa Y, Kaneko N, Sakamoto T, et al: Fat embolism syndrome with multiple hypointensity signals detected by magnetic resonance imaging demonstrating a favorable outcome: a case report. Am J Emerg Med 25: 217-8, 2007
4) Buskens CJ, Gratama JW, Hogervorst M, et al: Encephalopathy and MRI abnormalities in fat embolism syndrome: a case report. Med Sci Monit 14: 125-8, 2008
5) Simon AD, Ulmer JL, Strottmann JM: Contrast-enhanced MR Imaging of cerebral fat embolism: case report and review of the literature. AJNR Am J Neuroradiol 24: 97-101, 2003
6) Zaitsu Y, Terae S, Kudo K, et al: Susceptibility-weighted imaging of cerebral fat embolism. J Comput Assist Tomogr 34: 107-12, 2010
7) Forteza AM, Koch S, Campo-Bustillo I, et al: Transcranial Doppler detection of cerebral fat emboli and relation to paradoxical embolism: a pilot study. Circulation 123: 1947-52, 2011

Key Points

- 脂肪塞栓症候群では低酸素血症，神経学的異常所見，点状皮下出血が古典的三徴とされるが，すべてが揃わないことも多いため，脳画像所見も併せて判断する．
- 脂肪塞栓症候群が疑われる場合，拡散強調画像で散在性の高信号，T2*強調画像や磁化率強調画像で散在性の低信号がないかを検索する．

（山本伸昭ほか）

参考図書・Web サイト

1. 参考図書

黒田康夫：神経内科ケース・スタディー：病変部位決定の仕方.
新興医学出版社，東京，2000
脳・神経系の局在診断の考え方についてわかりやすくまとまっている.

医療情報科学研究所（編）：病気がみえる vol. 7 脳・神経.
メディックメディア，東京，2011
脳・神経系の解剖や病態を立体的に把握できる．学生から専門医まで.

神田　隆：医学生・研修医のための神経内科学 改訂 2 版.
中外医学社，東京，2014
若手向けでわかりやすいが専門的な内容までカバーする神経内科の教科書.

生塩之敬，種子田　護，山田和雄（編集）：ニュースタンダード 脳神経外科学 第 3 版.
三輪書店，東京，2013
医学生・研修医を主眼に置き，脳神経外科学全般について詳しく解説された教科書.

青木茂樹，井田正博，大場　洋，相田典子（編著）：よくわかる脳 MRI 第 3 版.
学研メディカル秀潤社，東京，2012
脳 MRI による画像診断について広く学びたい人のために.

高橋昭喜（編著）：脳 MRI 1 正常解剖 第 2 版.
学研メディカル秀潤社，東京，2005
画像から神経機能解剖を学べる，脳 MRI 読影に役立つ 1 冊.

土屋一洋，青木茂樹，大場　洋，下野太郎（編著）：新版 所見からせまる脳 MRI.
学研メディカル秀潤社，東京，2008
画像所見の特徴から鑑別診断の手掛かりを与えてくれ，臨床で助けになる.

Moritani T, Ekholm S, Westesson P-L 著，森谷聡男・森谷由美子訳：
脳の拡散強調 MRI．丸善出版，東京，2012
拡散強調画像，ADC map に基づく画像診断がよく分かる.

柳下　章：神経内科疾患の画像診断．学研メディカル秀潤社，東京，2011
タイトルどおり，神経内科疾患の画像診断に関する決定版.

渡邉一夫（監修），戸村則昭（編集）：脳外科医の欲する脳神経画像診断.
産業開発機構，2015
脳血管疾患，脳腫瘍から外傷まで，脳神経疾患全域を網羅.

2. 参考Webサイト

（社）日本脳神経外科学会・日本脳神経外科コングレス
－ Neuroinfo Japan 脳神経外科疾患情報ページ
http://square.umin.ac.jp/neuroinf/index.html
脳神経外科疾患の情報がよくまとまっている．

（一社）日本神経学会－ガイドライン
https://www.neurology-jp.org/guidelinem/index.html
代表的な神経疾患の診療・治療ガイドラインが掲載されている．

（一社）日本磁気共鳴医学会
http://www.jsmrm.jp
MRIに関する学会，研究会や講習会の情報が得られる．

臨床MR脳機能研究会
http://radiology-tokushima.com/rinshomr/
MRI，MRSを用いた脳機能評価を主眼とする研究会．

（ブログ）下畑享良（新潟大学脳研究所神経内科）
－ Neurology 興味を持った「神経内科」論文
http://blog.goo.ne.jp/pkcdelta
論文や学会から神経内科のトピックスを紹介し，400万ビューを超えている．

American Journal of Neuroradiology
http://www.ajnr.org
「CASE COLLECTIONS」ではさまざまな脳・神経画像がクイズ形式で楽しめる．

Radiopaedia.org, the wiki-based collaborative Radiology resource
http://radiopaedia.org
画像診断全般に関して，臓器，疾患，症例などさまざまな切り口で調べられる．

The Radiology Assistant
http://www.radiologyassistant.nl/en/p420ccf62df7c1/click-for-more-information.html
脳・脊髄の各病態について教育的な画像，模式図，解説がまとめられている．

索引

A-Z

aceruloplasminemia　97
ADC map　58
arterial spin labeling　5, 27
arterial transit artifact　148
ASL　5, 27
　——のアーチファクト　148
　——の標識エラー　29
AVM　144
Borderzone sign　148
CADASIL　7, 36
CARASIL　7
CCNU　47
CO 中毒　54
　——による遅発性神経障害　54
Creutzfeldt-Jakob病　58
CSF1R　36, 39
DLBCL　154, 160
DRPLA　7
dural AVF　144
DWI　57
EPM　70
extradural AVF　144, 147
fast spin echo法　174, 178
FSE法　174, 178
Gd造影剤　88
Gegenhalten　30, 50
gliomatosis cerebri　44, 45, 48
gradient echo法　174, 178
GRE法　174, 178
HAART療法　17
HDLS　36, 40
　——の診断基準　40
HDS-R　81
HGG　154
HIV（感染症）　16, 17
HSV　190
hyperperfusion　24, 27
hypoperfusion　27
IVL　7

MALTリンパ腫　160, 164
Mini-Mental State Examination　81
MMSE　81
MR spectroscopy　109
MRI conditional　66
MRS　109
MTX　85, 155, 162
NIHID　7
NIID　7, 9
NMO　124
　——spectrum disorders　124
NMOSD　124, 130
　——の包括的な診断基準　130
PCNSL　84, 86, 154, 156
PCV　47
perimedullary AVF　144
PKAN　92
PML　7, 16, 18, 21
PNS　77
PRES　25, 27, 70
R-CHOP 療法　162
RCVS　25, 27
R-MTX療法　155
Saturation pulse　182
shunting point　146
SWI　198
Trousseau 症候群　196
TSE法　174
turbo spin echo法　174
window　11
　——調節　11

あ行

悪性リンパ腫
　16, 44, 49, 104, 137, 154
アスペルギルス感染症　163
一酸化炭素中毒による遅発性神経障害　56
遺伝脳小血管病　7

遺伝性びまん性白質脳症　36, 40
インフリキシマブ　107
エオジン好性核内封入体病　7

か行

改訂長谷川式認知症スケール　81
海綿状血管腫　160
化学療法　47
拡散強調画像　57
　——高信号　57
ガドリニウム造影剤　88
眼科との連携　163
感染性心内膜炎　196
眼内悪性リンパ腫　163
基底核　53, 100, 104
橋外髄鞘崩壊症　70
頚髄症　137
痙攣　22
結核性髄膜炎　49
血管炎　36, 44, 70
血管外皮腫　112
血管内悪性リンパ腫症　6
ゲフィチニブ　73, 76
構音障害　2
膠芽腫　84, 104, 188
高次脳機能障害　16
硬膜外動静脈瘻　144, 147
硬膜動静脈瘻　137, 144, 163

さ行

細菌性髄膜炎　116
サイトメガロウイルス感染症　12
サルコイドーシス　137, 160, 163
磁化率強調画像　198
シクロスポリン　107
歯状核赤核淡蒼球ルイ体萎縮症　7
視神経脊髄炎　124, 125, 128, 129, 137

──関連疾患
　　　　　　　　104, 124, 130
シタラビン　　　　　　　　　18
疾患カテゴリー　　　　　　　20
失語　　　　　　　　　　　　3
脂肪塞栓症候群　　　196, 199
若年性認知症　　　　　　　30
シャント部の見つけ方　　　146
上衣下腫　　　　　　　　　154
上衣腫　　　　　　　　　　154
静脈洞血栓症　　　　　　　70
腎移植　　　　　　　　　　12
神経核内封入体病　　　　7, 9
神経膠芽腫　　　　　　58, 110
神経膠腫　　　16, 44, 45, 154
神経サルコイドーシス
　　　　　　　　104, 137, 139
神経軸索スフェロイド　36, 40
神経鞘腫　　　　　　　　　160
神経スウィート病　　　　　104
神経線維腫症　　　　　　　62
神経梅毒　　　　　　　　　70
神経フェリチン症　92, 93, 94
神経ベーチェット病
　　　　　　　　　70, 104, 108
心原性脳塞栓症　　　　　　196
進行性多巣性白質脳症
　　　　　　　　　　　7, 16, 21
腎性全身性硬化症　　　　　88
髄膜腫　　　　　　　　154, 160
すくみ足歩行　　　　　　　30
頭痛　　　　　　　　　　　22
ステロイドパルス療法　18, 139
脊髄症　　　　　　　　　　144
脊髄動静脈奇形　　　　　　144
造影FLAIR　　　　　　　　49
造影T1強調画像　　　　　　49
造影増強効果　　　　　　　49

た行

代謝性脳症　　　　　　　　70
帯状疱疹　　　　　　　　　12

大動脈原性脳塞栓症　　　196
大脳神経膠腫症　　　　　　44
大脳白質　　　　　　　　　53
大量メトトレキサート療法　85
脱髄性疾患　　　　　　　　44
多発性硬化症
　　　　　　16, 18, 33, 39, 104,
　　　125, 127, 128, 137, 163
ダビガトラン　　　　　　　172
単純ヘルペス脳炎の画像所見
　　　　　　　　　　　　　190
遅発性神経障害　　　　　　54
中枢神経系原発悪性リンパ腫
　　　　　　84, 86, 154, 156
中脳黒質　　　　　　113, 116
椎骨動脈解離　　　　　　　182
鉄沈着　　　　　　　　　　92
テモゾロミド　　　　　45, 47
転移性脳腫瘍
　　　　　　84, 154, 160, 188
透析　　　　　　　　　　　67
糖尿病　　　　　　　　62, 67
　──性腎症　　　　　　　67
　──性尿毒症症候群　71, 72
　──性舞踏病　　　　62, 65
突発性眼窩炎症　　　　　　160

な行

ナタリズマブ　　　　　16, 17
日本脳炎　　　116, 117, 119
乳児型神経軸索ジストロフィー
　　　　　　　　　　　　　92
認知症スケール　　　　　　81
脳炎　　　　　　　　44, 188
脳幹部　　　　　　　100, 104
脳空気塞栓症　　　　178, 180
脳梗塞　　　　　　　　39, 188
脳静脈・静脈洞血栓症
　　　　　　171, 173, 188, 192
脳膿瘍　　　　　　　　58, 188
脳表ヘモジデリン沈着症　　92

は行

肺小細胞癌　　　　　　　　76
肺腺癌　　　　　　　　　　73
　──の中枢神経系転移
　　　　　　　　　　　76, 79
白質ジストロフィー　　　　　7
原田病　　　　　　　　　　163
バリズム　　　　　　　　　60
ハロペリドール　　　　　　62
半側空間無視　　　　　42, 176
パントテン酸キナーゼ関連神
　経変性疾患　　　　　　　92
非感染性血栓性心内膜炎　196
ビッカースタッフ脳幹脳炎
　　　　　　　　　　　　　116
びまん性星細胞腫　　　　　111
ビンクリスチン　　　　　　47
貧血　　　　　　　　　　　22
副腎白質ジストロフィー　　36
プレドニゾロン　　　　　　107
フロー・アーチファクト　182
プロカルバジン　　　　　　47
ベーチェット病
　　　　　　　　104, 105, 163
ヘパリン　　　　　　　　　172
ベラパミル　　　　　　　　26
変形性頸椎症　　　　　　　134
放射線療法　　　　45, 47, 85

ま行

脈絡叢乳頭腫　　　　　　　154
ミルタザピン　　　　　17, 18
無セルロプラスミン血症
　　　　　　　92, 93, 95, 97
メフロキン　　　　　　17, 18

や・ら・わ行

輸血　　　　　　　　　　　22
雷鳴頭痛　　　　　　　　　25
リンパ腫　　　　　36, 154, 160
ワルファリン　　　　　　　172

むすびにかえて

　本書は，2年間にわたり雑誌『脳神経外科速報』の中で連載を続けてきた「見逃し危険！ MRI で迫る中枢神経疾患の画像診断」で紹介した症例を再構成し，要点を追加し上梓に至りました．

　ここで紹介した症例は，実際に放射線科，神経内科，脳神経外科，救急・集中治療部の医師，研修医，医学生，留学生が参加する徳島大学病院神経放射線カンファレンスで検討された中からピックアップしたものでした．専門領域の枠を超え，画像診断，特に 3 Tesla MRI の最新情報を織り交ぜながら，すそ野の広い神経疾患を理解できる，まさに毎週水曜日の朝に展開されるカンファレンスさながらの内容に仕上がったと思います．

　興味深い，もしくは診断に難渋する症例を誌面に起こすのは大変な作業でありましたが，神経内科の藤田浩司先生，山本伸昭先生，放射線科の阿部考志先生の微に入り細を穿った丁寧な推敲のおかげで，充実した内容に仕上がったと思います．改めて，この場を借りて深謝申し上げます．

　本誌が，読者の皆さんの明日からの臨床にお役に立てれば幸いです．

　　　　　　　　　徳島大学大学院医歯薬学研究部脳神経外科学分野　**里見淳一郎**

本書は，実際に神経放射線カンファレンスで行われた内容を掘り起こしたものです．多くの先生方が参加し，臨床的観点（臨床経過，臨床症状，生理学的検査，血液や髄液などの生化学検査），放射線学的観点（各疾患におけるCTやMRIの特徴），確定診断と治療を行う外科的観点（生検や手術）をもとに議論され，作成されています．それゆえに，いろいろな角度から疾患がみられる内容になったと思います．神経疾患に携わる先生方の診療にお役立てできれば幸いです．

徳島大学大学院医歯薬学研究部臨床神経科学分野　**山本伸昭**

本書は小社発行の雑誌『脳神経外科速報』第24巻3号〜第25巻12号「見逃し危険！ MRIで迫る中枢神経疾患の画像診断」をまとめて大幅に加筆修正し，単行本化したものです．

脳・脊髄の画像診断
"鑑別診断力"を磨く厳選22題
―専門医試験の画像問題に自信がもてる！

2016年5月1日発行　第1版第1刷

監　修	原田 雅史
編　集	里見 淳一郎／藤田 浩司／ 山本 伸昭／阿部 考志
発行者	長谷川 素美
発行所	株式会社メディカ出版 〒532-8588 大阪市淀川区宮原3-4-30 ニッセイ新大阪ビル16F http://www.medica.co.jp/
編集担当	岡 哲也
編集協力	福岡 千穂
装　幀	神原 宏一
組　版	イボルブデザインワーク
印刷・製本	株式会社廣済堂

Ⓒ Koji FUJITA, 2016

本書の複製権・翻訳権・翻案権・上映権・譲渡権・公衆送信権（送信可能化権を含む）は、（株）メディカ出版が保有します。

ISBN978-4-8404-5789-7　　Printed and bound in Japan

当社出版物に関する各種お問い合わせ先（受付時間：平日9：00〜17：00）
- 編集内容については、編集局 06-6398-5048
- ご注文・不良品（乱丁・落丁）については、お客様センター 0120-276-591
- 付属のCD-ROM、DVD、ダウンロードの動作不具合などについては、
デジタル助っ人サービス 0120-276-592